DE LA SAIGNÉE

ET

DE SON USAGE.

DE LA SAIGNÉE
ET
DE SON USAGE
DANS
LA PLUPART DES MALADIES,

PAR G. VIEUSSEUX, D. M.

Occasio præceps.
HIPPOCR., Aphoris.

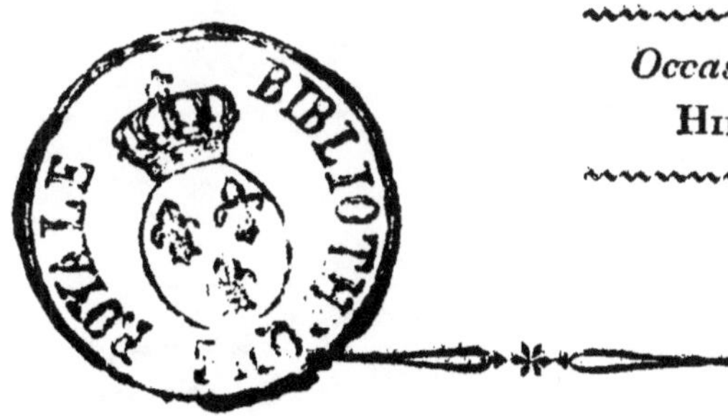

A PARIS,
Chez J. J. PASCHOUD, libraire,
rue Mazarine, n° 22;
ET A GENÈVE,
CHEZ LE MÊME, imprimeur-libraire.
1815.

AVANT-PROPOS.

De tous les moyens propres à rétablir et à conserver la santé, il n'en est point de plus généralement utile qu'un usage prudent et éclairé de la saignée. Mon dessein est de montrer quelles sont les circonstances où une évacuation de sang est nécessaire, et les précautions avec lesquelles on doit l'employer. Ainsi je passerai en revue la plupart des maladies, puisqu'il n'en est peut-être aucune où l'on ne puisse avoir occasion de pratiquer la saignée, soit générale, soit locale. Je ne parlerai presque pas des différentes parties du traitement des maladies : la saignée est le seul remède dont je dois m'occuper.

On trouvera sans doute que j'ai été bien bref dans certains articles, et minutieux dans d'autres ; mais je n'ai pas prétendu tout dire, j'ai voulu diriger l'attention sur les maladies qui demandent la saignée, et je me suis particulièrement étendu sur celles dont ma pratique m'a fourni le plus d'exemples. Il y a des maladies très-connues que je n'ai pas eu occasion d'observer, dont je ne parle pas, et je me suis permis de faire quelques digressions quand le sujet m'y conduisoit. J'ai, autant qu'il m'a été possible, évité les raisonnemens de théorie, et si je me suis laissé aller à en faire quelques-uns, j'ai tâché qu'ils fussent fondés sur l'observation. Tous les systèmes un peu compliqués sont de courte durée, tous ont passé ou passeront; mais les faits restent. Quand on se livre à l'esprit de système, il est rare qu'on ne cherche pas, sans s'en douter, à faire cadrer les faits avec les hypothèses. En pratique, il faut se garder de pousser trop loin les raisonnemens; on doit, si je puis m'exprimer ainsi, ne s'en permettre que de très-courts, et ne pas conclure d'après ce qui devroit être, mais d'après ce qui est.

Peut-être paroîtra-t-il que ma médecine a été trop agissante, et que souvent j'aurois pu obtenir une issue aussi heureuse en attendant qu'en agissant. Je répondrai à cela que les maladies inflammatoires, qui nous occuperont particulièrement, demandent une médecine active, et que c'est à ces maladies que l'adage *principiis obsta* s'applique le mieux. Je n'ignore pas que l'expérience du médecin doit lui servir à ne pas agir mal à propos, mais je crois qu'elle doit surtout lui servir à agir à propos.

Quand on réfléchit sur la quantité prodigieuse d'ouvrages de médecine dont nous sommes accablés, et sur le grand nombre d'inutilités qu'on trouve, même dans les plus estimés, on ne peut s'empêcher de faire des vœux pour qu'aucun médecin ne publie rien qu'après plusieurs années de pratique, lorsque l'expérience a calmé l'imagination. Notre ambition doit être, non pas d'ajouter un livre à ceux que nous avons déjà, mais de faire en sorte qu'on puisse se passer du plus grand nombre.

Je n'écris pas pour les praticiens expérimentés ; je ne cherche pas à décrire des cas extraordinaires, souvent plus curieux qu'utiles ; *mon but est de rendre mon expérience profitable aux jeunes médecins*, et je serai flatté d'obtenir l'approbation des anciens.

Dans une pratique étendue, on a peu le temps de lire ; il pourra fort bien arriver que je donne pour nouveau et intéressant ce qui a déjà été publié dans des ouvrages qui ne me sont pas parvenus, aussi ne parlerai-je que des maladies qui règnent dans ce pays ; je dirai presque toujours ce que j'ai vu, et rarement ce que j'ai lu.

J'ai surtout cherché à être clair : vivant loin de la capitale, je ne puis me flatter d'écrire purement, ou d'être exempt des fautes de langue que je remarque tous les jours dans les écrivains de province.

Genève, le 31 août 1814.

NOTICE

SUR FEU M. LE D.r VIEUSSEUX,

Rédigée pour la Bibliothèque Britannique,

PAR L. ODIER, Doct. et Prof. Méd.

NOUS venions de perdre le respectable doyen de notre faculté, M.r le D.r Vieusseux, lorsqu'en parcourant les *Transactions* de la Société Médico-Chirurgicale de Londres, pour l'année 1813, nous y avons trouvé un Mémoire très-intéressant, communiqué à la Société par le D.r Marcet, son compatriote et son ami, rédigé par le D.r Vieusseux lui-même, dans un voyage qu'il fit à Londres en 1810, lu en sa présence le 18 décembre de cette même année, et publié avec son consentement. C'est l'histoire de la maladie singulière dont il étoit alors atteint depuis trois ans (1), et à la suite de laquelle il vient de

(1) C'est la même dont j'ai dit quelques mots dans la seconde édition de mon *Manuel de médecine pratique*, p. 157. Chez J. J. Paschoud, Impr-Lib. à Genève.

terminer sa carrière. Rédigée par lui-même, cette histoire mérite d'autant plus d'être conservée, qu'elle est écrite avec la plus scrupuleuse fidélité, sans aucune prévention, et qu'elle présente un exemple très-remarquable des aberrations du principe vital. En voici la traduction littérale; nous la compléterons par l'exposé rapide des modifications qu'a subies cette affection pendant les quatre dernières années. Si l'amitié qui nous unissoit à cet estimable collégue, nous retrace dans ce travail de douloureux souvenirs, ce sera pour nous une satisfaction d'avoir rempli un devoir qu'il nous avoit en quelque manière imposé, en faisant lui-même connoître à ses confrères les premiers détails d'une maladie qu'il considéroit comme extraordinaire, mais dont il ne prévoyoit que trop qu'elle devoit être l'issue, et en les publiant dans un ouvrage de notre compétence.

« Un médecin âgé de soixante-deux ans, qui avoit toujours mené une vie active et sobre, et qui étoit d'une constitution saine, quoique sujet depuis bien des années à de légères douleurs de rhumatisme, qui ne l'avoient cependant jamais arrêté dans l'exercice de sa profession, fut atteint, le 29 décembre

1807, d'une douleur dans la gencive, au-dessous de la troisième dent molaire, du côté gauche de la mâchoire inférieure. Cette douleur fut très-vive pendant vingt-quatre heures; il survint ensuite un peu d'enflure, et il souffrit beaucoup moins; mais il ne pouvoit rien manger de dur, même en évitant de toucher la dent affectée. Il continua à sortir comme à l'ordinaire, quoiqu'il fît très-froid. Le 4 janvier 1808, étant à dîner, il sentit une vive douleur en mâchant un morceau de viande. Cette douleur cessa bientôt, mais fut suivie d'une sensation de froid, qui l'obligea de quitter la table pour se chauffer, quoique le salon à manger, réchauffé par un poêle, fût d'une bonne température. Il revint bientôt achever de dîner, après quoi il sortit pour faire ses visites. Le soir, à six heures, étant auprès d'un de ses malades, il sentit tout-à-coup une légère douleur dans la gencive enflée, et une autre extrêmement vive dans l'angle intérieur de l'œil gauche. Celle-ci ne dura d'abord que quelques secondes, mais revint bientôt après avec plus de violence, et accompagnée des symptômes suivans : un trouble particulier et inexprimable dans toutes ses sensations, un vertige qui lui faisoit voir les objets renversés, et le même malaise qu'on éprouve sur mer, dans un vaisseau agité par la tempête, avec des maux de cœur et des vomissemens. Ces symptômes furent bientôt suivis d'une ou deux selles, et de la perte absolue de sa voix, de manière à pouvoir à peine se faire entendre, quoiqu'il n'eût rien perdu du pouvoir d'articuler. Il éprouvoit aussi une grande difficulté à avaler des liquides en petite quantité, et une sensation de foiblesse dans tout le côté gauche, avec un engourdissement dans la main et dans la jambe de ce côté. Il marchoit cependant avec le secours de deux personnes qui le soutenoient, mais il traînoit la jambe (1), et quoique ses doigts fussent engourdis, il les remuoit librement.

» Dans cet état, on eut un peu de peine à le placer dans une chaise pour le transporter chez lui, et à le mettre au lit. Il s'y trouva très-bien, sans douleur, et pouvant remuer tous ses membres, quoiqu'étant encore sous

(1) Ou plutôt, il en avoit la sensation. Car moi, qu'il fit appeler au premier moment, moi qui l'examinai avec soin, et qui l'engageai à faire cet essai devant moi, je n'aurois pu distinguer à sa démarche quel étoit le côté le plus foible.

l'influence du vertige. Ses facultés intellectuelles n'avoient point souffert, et il pouvoit observer toute la suite de ces symptômes. En s'examinant soigneusement, il découvrit que tout son côté droit étoit absolument insensible aux égratignures et aux piqûres, et que cette insensibilité avoit pour limite exacte une ligne verticale qui partageoit tout le corps, sans y comprendre le visage, en deux parties.

» Le pouls n'étant ni dur, ni plein, ni bien fréquent (90), et le malade étant plutôt pâle, on ne le saigna pas, mais on lui appliqua trois sangsues à chaque tempe, un vésicatoire à la nuque, et un à chaque jambe. On lui administra de plus un julep éthéré et succiné. La nuit se passa sans accidens. Le lendemain matin, il prit du tartre stibié, mais la difficulté d'avaler lui faisant éprouver quelque chose d'analogue pour vomir; il ne put en venir à bout, qu'en prenant une attitude particulière et en se tournant du côté gauche. Ce vomitif diminua beaucoup le vertige. La dent gâtée fut arrachée dans le jour. Il sortit de la gencive une demi-cuillerée d'un sang noir, et la racine de la dent se trouva avoir perdu son poli, probablement en conséquence de quelque suppuration dans l'alvéole. L'enflure ne cessa pas sur-le-champ ; elle dura encore quelques jours. Le troisième jour, un vésicatoire fut appliqué sur la tête. Le même jour, le malade commença à être tourmenté d'un violent hoquet, qui dura jusqu'au troisième jour, et qui l'engagea à se faire appliquer les sangsues au fondement. Il avoit vu réussir ce remède dans un cas analogue, et il pensoit qu'une irritation aussi continuelle et aussi violente du diaphragme, pouvoit avoir produit quelque congestion sanguine, quoiqu'elle n'existât pas auparavant. Il perdit dix-huit onces de sang par cette évacuation, contre l'avis des médecins ses amis, qui, vu sa foiblesse, n'avoient consenti qu'à une évacuation beaucoup plus modérée ; mais elle ne l'affoiblit point, et fit cesser complétement le hoquet, qui avoit auparavant résisté à divers antispasmodiques. — La maladie continua pendant environ trois semaines, sous la forme d'une fièvre bilieuse, avec du dégoût, des maux de cœur, la langue chargée et recouverte d'une croûte aphteuse. — On le traita, comme à l'ordinaire, par de doux évacuans. L'appétit revint, et par degrés le malade reprit ses forces, sans aucun retour de paralysie, mais sans aucune diminution des sensations particulières qu'il avoit éprouvées dès le commencement de son attaque. Ce sont ces sensations qui constituent la singularité de ce cas. Nous allons les décrire, telles qu'elles existoient au mois d'avril, trois mois après l'invasion de la maladie.

» *Côté gauche*. Tout le côté gauche de la tête étoit absolument insensible aux piqûres et aux égratignures. Cette insensibilité s'étendoit sur toute cette moitié du front, du nez, de la lèvre supérieure et inférieure, du menton, ainsi que sur toute l'oreille. L'œil de ce côté étoit en partie fermé, et le coin de la bouche légèrement déprimé. Quand le malade sortoit la langue, elle étoit un peu plus tournée du côté gauche que du côté droit, mais très-peu. Il éprouvoit dans les mains et dans les doigts une sensation d'engourdissement, comme quand on a frappé fortement un corps dur; cette sensation étoit surtout très-distincte dans le pouce et les deux premiers doigts. Dans tout ce côté, il avoit une sensation de foiblesse. La jambe traînoit un peu en marchant, mais il ne la sentoit pas engourdie comme la main; et si l'on en excepte l'affection particulière du visage, telle qu'on vient de la décrire, tout le côté gauche du corps avoit conservé sa sensibilité ordinaire.

» *Côté droit.* Le côté droit de la tête avoit la même sensibilité qu'avant l'attaque. Le malade y avoit éprouvé d'abord un léger degré d'insensibilité, mais qui n'avoit duré que deux ou trois jours. Relativement aux autres parties du corps, si l'on avoit tracé une ligne de division verticale depuis la partie inférieure du col, ou supérieure du sternum, descendant jusqu'aux extrémités inférieures, et remontant de là le long du dos jusqu'à la nuque, toutes les parties du corps du côté droit de cette ligne étoient insensibles, non-seulement aux piqûres et aux égratignures, mais encore à la douleur que produit ordinairement l'inflammation. C'est ainsi que quoique le vésicatoire de la jambe droite excitât une suppuration beaucoup plus abondante et plus longue que celui de la jambe gauche, il n'occasionna qu'une sensation de chaleur sans aucune douleur; et même un furoncle qui survint dans le voisinage, avec beaucoup d'enflure et de rougeur, et qui dans toute autre circonstance auroit certainement été très-douloureux, ne produisit qu'une sensation de chaleur et de tension. Un autre vésicatoire qui avoit été appliqué sur le creux de l'estomac, à cause du hoquet, n'occasionna de la douleur que du côté gauche, et absolument point du côté droit. Il en fut de même d'un phlegmon accidentel qui survint à la racine d'un ongle de la main droite, où le malade, sans s'en douter, s'étoit arraché un morceau de peau, ce qui occasionna la chute de l'ongle. Il en résulta de la fièvre et de fortes pulsations dans cette partie, mais aucune sensation douloureuse.

» Le malade éprouvoit aussi dans tout ce côté des sensations de chaud et de froid très-différentes de ce qu'elles auroient dû être. Un jour qu'il commençoit à se trouver mieux, on lui tendit un julep éthéré. Il prit la tasse de la main droite, et la sentit tiède ; elle étoit froide cependant, et c'est ainsi qu'il la sentit en la prenant de la main gauche. Ensuite on lui servit à dîner un œuf qu'on venoit de cuire. Il le prit de la main droite et ne le sentit pas chaud, tandis que de la main gauche, il lui parut brûlant. Il aperçut dès-lors distinctement, que du côté droit les corps froids lui paroissoient chauds, et les corps chauds presque froids, ou seulement tièdes, que quand, par exemple, il sortoit son bras du lit, l'air de la chambre lui paroissoit très-chaud. S'il plongeoit sa main dans de l'eau froide, elle lui paroissoit tiède. S'il la mettoit dans de l'eau bouillante, elle lui paroissoit si peu chaude, qu'il auroit pu y tenir sa main plongée très-long-temps, sans s'apercevoir qu'elle le brûloit, si une sensation désagréable, mais différente de celle de la brûlure, ne l'avoit pas à la fin averti de la retirer. Mais pour que ces différences fussent distinctement aperçues, il falloit que les corps en contact avec sa main droite fussent liquides, ou polis comme du verre, des pierres, des métaux, ou même du bois avec une surface lisse (1); s'il touchoit d'autres corps qui ne fussent ni durs ni polis, comme la main d'une autre personne, il ne pouvoit se faire une idée de leur température; ils ne lui paroissoient ni chauds, ni froids; et pour en juger, il falloit qu'il les touchât de la main gauche.

» Cependant il n'avoit point perdu le sens du toucher; il jugeoit très-bien, par exemple, par la main droite de la forme et de la fréquence du pouls de ses malades; mais pour

(1) S'il plaçoit un morceau de glace sur sa main droite, il lui sembloit que c'étoit de la porcelaine tiède.

connoître la chaleur de leur peau, il falloit qu'il eût recours à sa main gauche. Cette différence des sensations, entre les deux côtés de son corps, relativement à la température, s'étendoit sur tout le côté droit. S'il entroit dans un lit froid, il lui paroissoit chaud du côté droit, et froid du côté gauche. S'il prenoit un bain chaud, il le sentoit chaud du côté gauche, mais ni chaud ni froid du côté droit. Des bains très-froids, qu'il essaya de prendre long-temps après, lui paroissoient presque chauds du côté droit, tandis qu'il les sentoit très-froids du côté gauche. Il éprouvoit souvent une sensation au visage, comme s'il étoit couvert d'eau froide; c'est ce qui lui arrivoit surtout en plein air, et qui l'engageoit souvent à s'essuyer, comme s'il y avoit senti de l'humidité.

» Son sommeil étoit bon, et le matin quand il se levoit, sa tête étoit presque toujours parfaitement nette; mais au bout d'une heure, il éprouvoit une sorte de confusion. Ce n'étoit ni de la douleur, ni du vertige, mais une sensation analogue à celle qu'on éprouve après avoir regardé fixément le soleil, ou après avoir bu des eaux gazeuses, qui ne passent pas bien. Cet état cessoit ordinairement après le repas, surtout après avoir bu du vin, et quoiqu'il eût contracté l'habitude de dormir après dîner, il se réveilloit de ce sommeil avec la tête nette, et continuoit à se trouver bien tout le reste du jour. Il ne sentoit, le soir, dans les chambres chaudes aucun malaise, et quoique dans une nombreuse assemblée, il lui arrivât bien quelquefois, comme à d'autres, d'en avoir la tête un peu affectée, cette sensation passoit promptement d'elle-même, sans qu'il fût obligé de sortir de la chambre, ni de la foule.

» Sa voix étoit très-foible, de manière à rendre souvent son langage inintelligible. Il y avoit aussi quelque dérangement dans les fonctions de son œsophage. Les alimens solides ou liquides passoient aisément; mais ceux d'une consistance intermédiaire, comme les poudings, les soupes épaisses, ou le pain trempé, avoient beaucoup de peine à descendre; et souvent, surtout pendant la nuit, les alimens lui revenoient dans la bouche, comme par une espèce de rumination.

» Il seroit trop long de parler de tous les remèdes qu'il a pris pendant cette maladie. C'étoient principalement des antispasmodiques et des toniques, tels que le kina, la valériane, l'assa fétida, le camphre, la teinture valatile de gayac, l'esprit composé de lavande, différens martiaux, des frictions stimulantes, etc., etc. Tous ces remèdes, qu'il a pris en doses considérables et pendant longtemps, n'ont produit aucune altération essentielle dans sa maladie; mais c'est pourtant en les prenant qu'il a vu peu-à-peu sa santé s'améliorer. Pendant trois mois, il a eu recours à l'électricité, sous la forme d'étincelles. Ce remède n'ayant été employé que sur des indications assez vagues, et paroissant échouer comme les autres, fut interrompu pendant quinze jours; mais le malade se sentant plus foible y eut de nouveau recours, et s'en trouva un peu mieux. Les sensations produites par les étincelles étoient beaucoup moins vives du côté droit que du côté gauche.

» L'hiver de 1808 fut très-rigoureux, et la terre resta couverte de neige jusqu'à la fin de mars, ce qui l'empêcha de sortir à pied et rendit même difficiles les promenades en voiture. Ce ne fut guère que lorsqu'il put prendre l'air tous les jours que sa santé générale s'améliora sensiblement. Au mois de juin suivant, il alla prendre les bains et les douches hydrosulfureuses d'Aix en Savoie, à la température de cent six ou cent sept degrés de F. (32 à 33 R.) Il y retourna au mois de septembre, et dans l'intervalle, c'est-à-dire, les mois de juillet et d'août, il prit les bains d'Arve, rivière formée par la fonte des neiges sur le sommet des Alpes, et dont la température est de 52 à 56 (9 à 10 R.), tandis que celle de l'atmosphère est entre 80 et 90 (20 à 26 R.). Avant d'aller à Aix, il eut soin à chaque fois de se faire appliquer des sangsues au fondement, de peur que la chaleur et la vapeur de l'eau n'affectassent sa tête.

» Des douches chaudes et les bains froids, pris ainsi alternativement, ne parurent avoir aucun effet sur les symptômes essentiels de la maladie, mais les forces et la santé générale du malade s'améliorèrent beaucoup, au point qu'il avoit toutes les apparences de la santé, et qu'il pouvoit agir et marcher comme auparavant; mais il étoit incapable de courir. Dès lors, il a continué à se porter de mieux en mieux, et quoique les symptômes caractéristiques de la maladie soient à peu près les mêmes que ci-devant, cependant les pouvoirs digestifs et musculaires étant presque complétement rétablis, le malade en éprouve beaucoup moins d'inconvéniens; il ne les aperçoit guères que lorsqu'il y fait attention, et surtout dans la dernière partie du jour. Il a continué à se baigner dans la rivière en été; il n'a interrompu ces bains que pendant l'hiver, et même alors, quand le temps se radoucit, il prend les bains froids à la maison, et a d'ailleurs soin de se laver tous les matins la tête avec de l'eau froide. Il prend aussi occasionnellement des pillules aloétiques, et s'en trouve bien.

» En 1809, étant encore sujet aux sensations particulières de la tête, qu'il éprouvoit comme on l'a dit, une heure après son lever, il lui vint dans l'esprit que ce symptôme étant nerveux, s'il pouvoit le prévenir en excitant artificiellement un état analogue, il éviteroit probablement cet accès du matin. Dans ce but, il essaya de fumer, ce qu'il n'avoit jamais fait auparavant. Il se borna cependant à la moitié d'une pipe, dont l'effet immédiat fut de produire cette sensation particulière de vertige qu'éprouvent pour l'ordinaire ceux qui fument pour la première fois. Il sentit en même temps une douce et agréable chaleur se répandre sur tout son corps. Le vertige cessa ce jour-là plus tôt que les précédens. C'est pourquoi il a dès-lors continué à fumer presque tous les matins. L'affection de la tête a diminué, et sa voix, dès le premier essai de cette pratique, s'est manifestement améliorée. Il y a maintenant trois ans que cette singulière maladie a commencé; et voici la description exacte de l'état dans lequel le malade se trouve aujourd'hui (1810).

L'insensibilité du côté gauche du visage a graduellement diminué; elle a cessé à la lèvre inférieure, au menton, à la moitié de la joue et à l'oreille; elle subsiste encore dans la moitié du nez et du front, avec une légère sensation de tension et d'engourdissement. L'affection de l'angle intérieur de l'œil et du coin de la bouche a entièrement disparu. Il éprouve encore un léger engourdissement dans les trois premiers doigts de la main gauche, mais à peine sensible. Quand il est un peu moins bien qu'à l'ordinaire, c'est dans le côté gauche et non dans le droit qu'il éprouve de la foiblesse.

» Le côté droit est comme au commencement. L'insensibilité et l'irrégularité des sensations de ce côté, subsistent toujours. Il y éprouve constamment une sensation de chaleur, et souvent par bouffées, ou comme si on lui appliquoit tout d'un coup des linges chauds sur la peau. Il se flattoit d'abord que cette sensation étoit de bon augure, mais il n'en a éprouvé depuis aucun résultat bon ou mauvais. Les corps froids lui paroissent encore tièdes. Ce n'est pas seulement une absence de froid, mais une sensation positive de chaleur ; et les corps chauds lui paroissent presque froids, ou tout au moins ni chauds, ni froids. Ce côté paroît avoir plus d'action vitale que le gauche ; il transpire plus facilement, l'oreille sépare deux ou trois fois plus de cire que l'autre ; et en général il se sent plus d'énergie et de vigueur de ce côté que du gauche. Et cependant ce côté droit ne paroît pas susceptible de douleur. On a déjà vu que l'inflammation et la suppuration produites par les vésicatoires, par un furoncle, par un dépôt purulent sous l'ongle, n'avoient produit que de la chaleur et de la tension sans douleur. Il en est encore de même de tous les coups qu'il y reçoit, ou des écorchures accidentelles qui s'y forment. Il n'y a pas long-temps qu'il s'étoit gratté rudement le petit orteil. Il y survint de l'inflammation, de l'enflure et de la suppuration, sans qu'il y éprouvât aucune douleur. Une autre fois, une épine s'enfonça dans l'os de sa jambe. Il en sortit beaucoup de sang, sans qu'il eût aucune sensation de piqûre. L'épine ne lui parut que comme un corps obtus.

» Le malade continue à être sujet de temps en temps à des douleurs de rhumatisme, qu'il ne sent comme douleurs que du côté gauche. Elles n'occasionnent du côté droit qu'une sensation de foiblesse locale, accompagnée de chaleur et de démangeaison. Un *lumbago* qu'il a quelquefois sur tout le sacrum n'est de même douloureux que du côté gauche, quoiqu'il s'aperçoive bien qu'il existe aussi du côté droit. Il a par fois des crampes aux gras de jambes, mais ces crampes, très-douloureuses du côté gauche, ne lui font éprouver du côté droit qu'une sensation très-différente. Il n'a plus la sensation d'eau froide sur le visage. Sa démarche est assez ferme, mais il lui seroit impossible de courir. Une légère enflure œdémateuse qu'il avoit aux jambes, particulièrement du côté droit, a entièrement cessé, quoiqu'il vienne de faire un long voyage en poste. Sa voix, quoique fort améliorée, est toujours rauque. Il a toujours de la peine à mâcher les alimens d'une consistance molle. Les sensations particulières qu'il éprouvoit un peu après son lever dans la tête, reviennent presque tous les matins et continuent généralement jusqu'au milieu du jour; mais à un degré beaucoup moindre, et elles cessent après le repas, surtout après avoir bu du vin. Il a quelquefois cru remarquer ces sensations du côté droit de la tête, plutôt que du côté gauche, mais jamais assez distinctement pour en tirer aucune conséquence. Le climat de l'Angleterre, par l'humidité habituelle et le peu de sérénité de l'air, peut-être aussi à cause de la fumée du charbon de terre, paroît défavorable à la clarté de sa tête, quoiqu'il n'ait absolument point diminué sa faculté d'attention, en lisant, en écrivant, ou en poursuivant ses études habituelles. En général, les saisons décidément chaudes ou froides, sont celles qui lui conviennent le mieux.

» En réfléchissant sur toutes les circonstances de ce cas, le malade s'est formé l'opinion suivante de sa situation.

» Le principe de sa maladie lui paroît avoir été catarrhal, et tirer son origine de la dent malade. Cette affection à beaucoup d'égards, peut être comparée à une attaque de paralysie, mais elle en diffère : 1.° Parce que le mouvement des parties affectées a toujours été libre, quoique plus foible, et avec quelques sensations dépravées : 2.° Parce qu'il n'y a eu aucune disposition paralytique de la langue : 3.° Parce qu'il n'y a eu aucun dérangement ni dans les facultés intellectuelles, ni dans la mémoire, et que le malade n'a jamais dit un mot pour un autre : 4.° Parce qu'il n'y a jamais eu chez lui aucune espèce de découragement, ni d'exaltation de sensibilité, comme cela arrive ordinairement dans cette maladie : 5.° Parce que la maladie existe toujours, et qu'une si légère attaque de paralysie, si c'en étoit une, ou auroit été complétement guérie, vu l'amélioration générale de sa santé, ou ne subsisteroit encore que parce qu'il y auroit eu une rechute pendant les trois ans que la maladie a duré.

» D'après toutes ces considérations, il est disposé à croire, que sa maladie n'est qu'une affection nerveuse particulière, et que le cerveau n'a pas été originairement affecté comme dans une attaque de paralysie. Il se rapelle fort bien d'avoir vu un malade atteint d'hémiplégie, qui avoit conservé le sentiment du côté paralysé, et non de l'autre ; mais c'étoit un cas d'hémiplégie complète, dans laquelle le cerveau étoit visiblement affecté, et qui se termina par la mort.

» Dans ce cas, il semble qu'il y ait eu, pour ainsi dire, deux espèces distinctes d'affection paralytique; une du côté gauche, l'autre du côté droit. Celle du côté gauche auroit plus de ressemblance avec l'hémiplégie, et paroîtroit avoir attaqué les muscles. La face de ce côté a eu dès le commencement une sensation de roideur et de tension, qui continue encore à présent quoiqu'à un moindre degré. Quoique le mouvement des doigts soit libre, il y a néanmoins dans les mouvemens de flexion et d'extension un sentiment d'engourdissement, qui est à peine sensible dans les trois premiers doigts. En un mot le malade a constamment un sentiment de foiblesse relative du côté gauche; et s'il est menacé d'hémiplégie, il pense que ce sera plutôt de ce côté que de l'autre.

» L'affection du côté droit est purement cutanée, et ne paroît pas s'étendre jusqu'aux muscles, car il n'y a pas la moindre roideur, ni engourdissement dans leurs fonctions. Ces différences, cependant, ne sont pas complétement bornées à chaque côté en particulier; car les muscles du côté droit, participent jusqu'à un certain point à l'insensibilité qui affecte le système cutané, comme cela semble prouvé par l'absence de douleur, quand il leur arrive d'être affectés de spasme ou d'inflammation rhumatismale. Cette disposition des muscles paroît se borner à ceux de la superficie. Elle ne s'étend point par exemple aux fibres musculaires des intestins et de la vessie. De même aussi du côté gauche l'affection paralytique de la surface des environs de l'œil n'est pas purement musculaire, puisque l'œil et la face de ce côté sont insensibles à l'impression de la glace. Il y a sans aucun doute, quelques fibres musculaires de l'œsophage et du larynx paralysées, puisque la déglutition n'est point parfaitement libre, et que la voix est toujours rauque. Le malade ne veut point essayer d'expliquer les sensations dépravées du côté droit, il lui suffit de rapporter les faits, il laisse à de plus habiles anatomistes que lui, à expliquer quels sont les nerfs affectés de l'un et de l'autre côté.

» Il pense que les sensations particulières de la tête résultent d'un dérangement d'équilibre dans la distribution de l'influence nerveuse ; puisque toutes les circonstances qui contribuent à l'amélioration générale de sa santé, tendent en même temps à rétablir leur état naturel.

» C'est ainsi qu'il se sent bien la nuit dans son lit, et le matin après avoir dormi. Il est moins bien quelque temps après avoir été levé. Il est mieux après ses repas, surtout après avoir bu une quantité modérée de bon vin. Il se sent à son aise en voiture, son mouvement dissipe le malaise de la tête, et par cette raison il a très-peu souffert de son voyage. Cette sensation de malaise de la tête, qu'il éprouve dans une chambre chaude ou trop pleine de monde, se dissipe après y être resté quelque temps, et cette atmosphère échauffée qui incommode les autres, finit par lui faire plutôt du bien que du mal. Cela sembleroit prouver qu'il n'y a pas d'affection organique du cerveau. Mais quoique cet état de la tête puisse n'être pas l'effet d'une cause locale, le malade n'en pense pas moins, que le retour fréquent de ce symptôme, pourroit finir par causer une congestion locale, qu'il doit tâcher de prévenir par tous les moyens qui sont en son pouvoir.

Ici finit le récit de M.r Vieusseux.

Depuis son retour d'Angleterre, en 1811, sa santé se soutint assez bonne, pendant plusieurs mois; mais ses sensations de foiblesse du côté gauche, et d'insensibilité au froid du côté droit, étoient toujours les mêmes. Au mois de janvier 1812, il se plaignit pendant quelques jours de crampes ou de douleurs fréquentes, et comme autant de piqûres dans le côté gauche du visage, accompagnées d'une sensation de vertige, de foiblesse, et de vacillation dans la tête. L'application de quelques sangsues au fondement, le kina et la valériane firent bientôt cesser en partie ces accidens. Mais quinze mois après, le 7 avril 1813, il fut tout d'un coup atteint sur le soir d'une violente attaque de foiblesse générale, (particulièrement du côté gauche, dont tous les mouvemens étoient cependant libres) de vertige, d'étourdissement, de perte de voix, avec paralysie de la bouche et de la langue. Un vésicatoire à la nuque, un émétique et un julep éthéré, avec de l'esprit de lavande composé, lui rendirent dans quelques jours la faculté de parler, quoique bien moins distinctement qu'auparavant. Quelques purgatifs, et ensuite des toniques et des antispasmodiques le mirent de nouveau sur pied; mais il ne recouvra ses forces qu'imparfaitement. Il alla prendre une seconde fois les bains et les douches d'Aix. Il en revint un peu soulagé, mais toujours foible, sujet le matin à des vertiges et à une sorte de fatigue de la tête, que le dîner soulageoit beaucoup. Ses sensations étoient d'ailleurs les mêmes. Une ophtalmie grave, qu'il eut du côté gauche, ne lui occasionna aucune douleur, parce que ce côté du visage étoit toujours insensible, tandis que le côté droit du corps conservoit toujours une sensation de chaleur, même au contact des corps froids. Il essaya successivement plusieurs remèdes; la teinture de coloquinte, les bains froids par immersion, les bains de pluie, la moutarde, l'infusion de raifort sauvage, etc. sans en retirer aucun avantage bien marqué. Il avoit fréquemment des redoublemens de mal de tête et de vertige, dont l'application des sangsues au fondement, réitérée de trois en trois mois, le soulageoit toujours. Mais il perdoit graduellement ses forces; il étoit moins ferme sur ses jambes, et sa tête se fatiguoit plus facilement.

Enfin, le 3 septembre 1814, il sentit tout d'un coup, en se réveillant, une vive douleur dans les muscles intercostaux du côté gauche, entre la sixième et la huitième côte, accompagnée de beaucoup d'oppression, d'un accablement général et de fièvre. Il attribuoit ce nouveau mal à un coup de froid pris la veille. Un vésicatoire appliqué sur la place affectée, quelques gouttes de teinture aqueuse d'opium, une décoction de bardane et de sucre de lait, firent bientôt cesser la douleur. Mais la fièvre continua, ainsi que la foiblesse, avec beaucoup d'angoisse et d'agitation la nuit; il s'y joignit beaucoup de tristesse et de mélancolie. Le malade n'avoit rien perdu de ses facultés intellectuelles; il jugeoit de son état en médecin; et quoique les symptômes paralytiques, proprement dits, n'eussent pas augmenté, il voyoit bien, à la continuité de la fièvre, malgré tous les remèdes que nous essayâmes pour la faire cesser et pour ramener un sommeil tranquille, que le mal étoit plus grave qu'il ne le paroissoit; et la perspective du moment où il seroit enlevé pour toujours à une famille chérie, lui faisoit fréquemment verser des larmes. — Il n'en jugeoit que trop bien!

Le 8 octobre, il demanda une consultation, dont le résultat fut que, vu l'inutilité des purgatifs, des toniques, des antispasmodiques et des calmans, qu'on lui avoit jusqu'alors administrés alternativement, il falloit se borner à des adoucissans, tels que le lait d'ânesse et les bouillons de poulet, en même temps que pour calmer ses angoisses de la nuit, qui étoient toujours accompagnées d'une sensation de grande chaleur dans le cerveau, on lui appliqueroit occasionnellement sur le sommet de la tête, des linges trempés dans l'eau froide. — Ce dernier moyen lui réussit fort bien, et le calmoit à l'instant. Mais il supporta mal le régime du lait et des bouillons. Il survint une diarrhée difficile à arrêter. La foiblesse alla rapidement en augmentant, et quoiqu'on se hâtât de remplacer le lait et les bouillons par des alimens plus fortifians, cela n'empêcha pas qu'il ne perdît peu-à-peu et la faculté de parler, et même celle d'avaler, sans de grandes suffocations, qui le déterminèrent enfin à refuser absolument tout remède et presque tout aliment et toute boisson. Dès-lors, le pouls, qui s'étoit soutenu, pendant toute la maladie, de 96 à 120, mais égal et d'une bonne consistance, devint de plus en plus mauvais, et le malade tomba graduellement dans un assoupissement, qui, au bout de deux jours, se termina, le 20 octobre, par une mort tranquille et sans agonie.

Telle fut l'issue de cette singulière maladie, pendant tout le cours de laquelle, les sensations extraordinaires, dont le malade lui-même a rendu compte ci-dessus, et dont je ne sache pas qu'il existe aucun exemple, du moins aussi permanent, n'éprouvèrent aucun changement. Cette maladie nous a privés d'un de nos médecins les plus aimables, les plus éclairés et les plus judicieux. Qu'il nous soit permis d'arrêter encore un instant l'attention de nos lecteurs sur ses premières études et sur les services qu'il a rendus à son art.

Intimement lié avec un autre de nos amis, le D.r Dan. De La Roche, dont la mort nous a aussi privés il y a deux ans, et dont le nom et les ouvrages ont de même honoré notre Faculté (1), M.r Vieusseux partit avec lui en

(1) M.r D. De La Roche, après avoir pratiqué pendant dix ans à Genève, sa patrie, où j'eus le bonheur d'être associé avec lui pendant tout ce temps-là, étoit allé à Paris en 1782, comme médecin des Gardes Suisses. La révolution l'obligea, en 1792, de se retirer à Lausanne, où il pratiqua avec succès pendant quelques années, et retourna ensuite à Paris, où il soigna jusqu'à sa mort, avec un zèle admirable, les malades de la Maison de Santé, fondée par madame Necker. Malheureusement, il fut la victime de son dévouement. Une fièvre maligne et contagieuse régnoit dans cet Hospice. M.r De La Roche en fut atteint et en mourut. Son fils, le D.r Fr. De La Roche, jeune médecin d'un rare mérite, et avantageusement connu par plusieurs

1763, après avoir achevé leurs études académiques à Genève, pour étudier la médecine à Leyde, sous les auspices des célèbres professeurs Albinus, Gaubius, Sandifort, etc. qui faisoient alors la gloire de cette université. Ils y prirent leur grade de docteur en 1766. Mr Vieusseux, qui avoit fait une étude approfondie de l'anatomie, choisit pour sujet de sa dissertation inaugurale (*De erectione*) une question physiologique qui suppose de grandes connoissances dans cette branche. — La botanique, qui leur avoit servi de délassement dans leurs études, et pour laquelle ils avoient l'un et l'autre un goût particulier, fournit

---

bons mémoires (sur la chaleur animale, sur l'organisation des poissons, sur la chaleur spécifique des différens gaz, etc.), lui succéda à l'hospice, sous l'inspection de son beau-frère, M.[r] le Prof. Du Meril. Il eut bientôt le même sort que son père. Une fièvre contractée auprès de ses malades l'emporta au commencement d'une carrière déjà très-honorable. — Les principaux ouvrages du père sont : 1. une Analyse des fonctions du système nerveux. 2. Un excellent Traité sur la fièvre puerpérale. 3. La Bibliothèque Germanique, qu'il rédigea pendant plusieurs années avec le Dr Brewer ; et 4. le Dictionnaire de chirurgie, faisant partie de l'Encyclopédie méthodique, auquel il travailla de concert avec le Dr Petit-Radel.

à M.[r] De La Roche le sujet de la sienne. Il y décrivit un nouveau genre de plantes, auquel, suivant l'usage des botanistes, il se fit un plaisir de donner le nom de son ami, *Vieusseuxia* (1).

En quittant Leyde, ils se séparèrent. M.[r] De La Roche alla continuer ses études à Edinburgh, où l'appeloit la réputation des Prof. Cullen, Monro, Black, etc. tandis que celle de Van Swieten et de Haën attiroit Mr Vieusseux à Vienne. Il y séjourna deux ans, qu'il employa de la manière la plus utile à suivre les cours de ces célèbres professeurs et les hôpitaux, en même temps qu'il y acquit la connoissance de la langue allemande. Mais tout ce que lui écrivoit son ami de l'université d'Edinburgh, lui inspira aussi le désir de la connoître par lui-même. Il s'y rendit en 1769, y suivit les principaux cours, s'y perfectionna dans l'anglais, passa ensuite quelques mois à Londres et à Paris avec son fidelle

(1) Ce genre a été reconnu, et sous le même nom, par les botanistes modernes les plus distingués. Voyez les *Annales du museum d'histoire naturelle de Paris*, par M.[r] De Candolle, Vol. II, p. 136, et le *Dictionnaire de Botanique*, faisant partie de l'*Encyclopédie méthodique*, par MM. La Mark et Poiret, Vol. VIII, p. 593.

compagnon d'étude, et revint avec lui à Genève au commencement de 1771. Ils y subirent les examens d'usage pour être aggrégés à notre Faculté, et ils y furent reçus avec applaudissemens.

L'inoculation de la petite vérole étoit alors connue et pratiquée à Genève depuis quinze à seize ans, mais suivant l'ancienne méthode, avec le fil et le vésicatoire, en tenant les malades renfermés, et en ne leur faisant subir aucune préparation. Nos jeunes docteurs, qui avoient suivi à Londres le succès de la méthode Suttonienne, décrite par le D.r Dimsdale, l'introduisirent dans leur patrie, et M.r Vieusseux en fit connoître les avantages dans un premier ouvrage, intitulé : *Traité de la nouvelle méthode d'inoculer la petite vérole*, 1773, in-8; ouvrage dont on a rendu compte dans le Journal de médec. de M.r Roux (nov. 1773), et qui renferme plusieurs observations de détail très-intéressantes. — L'inoculation de la petite vérole excitoit alors l'attention des gens de l'art, et plusieurs d'entr'eux se faisoient un devoir de publier leurs observations. Il parut en 1775, en 1776 et en 1777, trois Dissertations sur cet objet, par un D.r de Montpellier, M.r Bouteille, qui insistoit beaucoup sur la nécessité de bien choisir le virus, et de préférer celui qui a passé par la suppuration, comme produisant toujours une petite vérole plus bénigne. Cette assertion fut réfutée par Mr Vieusseux, dans un Mémoire inséré dans le Journal de septembre 1777, dans lequel il fit voir, par un grand nombre d'observations, que, conformément à la remarque du Dr Mead (*plus refert in quem, quam ex quo inseratur virus*), ce choix du virus n'est d'aucune importance pour la bénignité de la petite vérole subséquente, sur laquelle le tempérament de la personne inoculée a beaucoup plus d'influence que la nature de ce virus. — Cependant les petites véroles inoculées, même les plus bénignes, étoient quelquefois suivies d'un accident, qu'on a aussi vu, quoique bien rarement, après la vaccination, savoir, un érysipèle, qui partant du lieu de l'incision s'étendoit surtout le bras, et de là quelquefois sur tout le corps. Dans un Mémoire inséré dans le Journal de Médecine de novembre 1778, Mr Vieusseux décrit un cas très-remarquable de cette espèce, mais qui n'eut aucune suite fâcheuse.

Une autre maladie, jusqu'alors presque inconnue en France, attira, quelques années après, l'attention de la Société Royale de médecine établie à Paris. Elle proposa un prix à l'auteur du meilleur Mémoire sur le croup. M.r Vieusseux concourut ; son Mémoire (dans lequel il faisoit l'histoire de vingt-deux malades qu'il avoit vus en être atteints) fut couronné le 31 août 1784, et la Société adressa, le 14 septembre suivant, un diplome d'associé correspondant, à son auteur. Malheureusement ce Mémoire resta enfoui dans les Mémoires de la Société. Il ne fut point publié, et la maladie ne fut guère mieux connue en France qu'auparavant. — Plus de vingt ans après, M.r Vieusseux publia encore sur ce sujet dans le Journal de médecine de décembre 1806, quelques observations nouvelles, accompagnées d'une critique très-judicieuse sur les caractères qui distinguent le vrai croup, des maladies analogues décrites par Boerhaave, Van Swieten, Sauvages, Millar, etc. — En 1807, un enfant précieux, et chéri de l'Empereur Napoléon, en mourut, ce qui engagea S. M. à ordonner un grand et nouveau concours pour recueillir sur cette maladie toutes les lumières que pourroit fournir l'expérience des médecins de tous les pays. On donna deux ans pour répondre à toutes les questions que la Commission, chargée de rédiger le prospectus, jugeroit convenable de proposer aux concurrens. Tout malade qu'il étoit, M.r Vieusseux voulut concourir ; mais son âge et ses infirmités l'empêchèrent de se livrer aux expériences et aux recherches de théorie qu'exigeoient quelques-unes des questions proposées. Il ne s'en occupa que peu ou point, et attacha avec raison beaucoup plus d'importance à ce qui intéresse vraiment la pratique, le diagnostic, le pronostic et le traitement de la maladie.

Son mémoire ne fut pas couronné, probablement parce que ne répondant pas à toutes les questions, il fut regardé comme incomplet; mais, parmi les nombreux concurrens qui disputèrent le prix, il obtint une mention honorable, et l'impression de ce mémoire a prouvé qu'il la méritoit bien, d'autant plus que presque toutes les observations de détail qui y sont consignées appartiennent en propre à l'auteur. Sa pratique seule lui a fourni assez de documens pour prouver ce qu'il avance ; et cet ouvrage est généralement regardé, par tous les praticiens, comme la meilleure monographie du croup qui ait été publiée jusqu'à présent (1).

(1) Ce mémoire se trouve chez J. J. Paschoud, Imprimeur-Libraire à Genève et à Paris.

Mr Vieusseux a encore publié dans le *Journal de médecine* quatre petits mémoires, d'après lesquels on peut se faire une idée de l'excellent esprit d'observation qu'il portoit dans sa pratique. 1.° L'un roule sur l'anasarque qui se manifeste fréquemment à la suite de la fièvre rouge, lorsque les malades n'ont pas été fréquemment renfermés et à l'abri de l'air extérieur pendant leur convalescence. Ce mémoire, adressé d'abord à la Société de médecine de Paris (société à laquelle Mr Vieusseux a été aggrégé depuis, comme associé correspondant, le 30 floréal an 13), avoit été inséré dans le 6.e volume du *Recueil périodique de la Société*, mais tellement tronqué et dénaturé, (Voy. la *Bibl. Britannique, Sc. et arts*, vol. XII, p. 154) que l'auteur se crut obligé de le republier textuellement dans le *Journal de médecine*, *de vendémiaire an* 10. Dans ce mémoire, Mr Vieusseux rappelle la découverte qu'il avoit faite depuis long-temps d'un dépôt blanc et micacé qui caractérise fréquemment les urines des malades atteints d'hydrocéphale interne (1), diagnostic qui avoit échappé

---

(1) Voy. mon *Manuel de médecine pratique*, 2.de édit, p. 131. Chez J. J. Paschoud, imp.-Lib. à Genève et à Paris.

avant lui à tous les auteurs qui ont traité de cette maladie. 2.° Un autre mémoire (*Journal de médecine, nivose an* 11) contient quelques observations sur la meilleure manière d'administrer le remède pour l'expulsion du *tœnia lata* (1) 3.° Un autre contient l'histoire

(1) M.r Vieusseux l'appelle *tœnia vulgaris*. C'est, je crois, une erreur. Le *tœnia vulgaris* de Linné est celui qui se trouve le plus communément en Suède, et qui est très-rare chez nous. Celui dont il est ici question, et qui est particulier à la Suisse, est le *tœnia luta*, lequel, au contraire, est fort rare en Suède. C'est pour celui-ci que madame Nouffre de Morat vendoit autrefois un remède secret, tiré en grande partie des ouvrages de Galien. Le gouvernement français l'acheta et le publia. C'étoit d'une part une poudre composée de trois gros de racine de fougère mâle qu'on faisoit prendre le matin au malade, et de l'autre un purgatif très-violent, qu'on lui administroit ensuite. Le purgatif tourmentoit souvent au point de laisser quelquefois après lui des suites graves et permanentes. Un de mes amis qui l'avoit pris quelques années auparavant, et qui en avoit été tellement incommodé, que dès-lors il avoit toujours eu l'estomac et les intestins très-irritables, vint me consulter en 1776, sur la meilleure manière d'expulser un second tænia, dont il avoit fait quelques fragmens. Je lui donnai la fougère, et ensuite l'huile douce de ricin, au lieu du bol de madame Nouffre. Le ver fut par-là expulsé en peloton, sans aucun symptôme d'irritation. Je communiquai cette observation à

d'une ischurie, ou suppression d'urines fort singulière, qui, après avoir duré dix-sept mois, se guérit presque subitement, et sans aucune crise apparente (*Journal de médecine, vendémiaire, an* 12). 4.° Le dernier est l'histoire d'une maladie épidémique qui a régné à Genève pendant trois mois, au printemps de 1805. C'étoit une espèce de fièvre cérébrale, qui se manifestoit par un violent mal de tête, et qui devenoit très-promptement mortelle, si l'on n'administroit pas le tartre stibié en grande dose dès la première invasion du mal. Un médecin, membre du comité de santé de Lausanne, qui avoit été envoyé à Genève pour prendre des renseignemens sur cette maladie, en avoit publié une description, sinon fort infidelle, au moins fort alarmante par ses réticences. M.r Vieusseux, en sa qualité de Doyen de la faculté, fut invité par M.r de Barante, qui étoit alors notre préfet, à rectifier cette relation, et son mémoire

---

mes collégues. L'expérience fut répétée, et toujours avec succès. Dès-lors, nous avons complétement renoncé, pour l'expulsion de ce ver, à d'autres purgatifs, que l'huile de ricin, qui nous a toujours réussi, moyennant les précautions que M.r Vieusseux détaille dans son mémoire.

(*Journal de médec.*, *frimaire an* 14) dissipa les craintes qu'on cherchoit à inspirer au public sur la malignité et la nature contagieuse de cette maladie.

Enfin, dans les derniers mois de sa vie, toujours occupé de son art, Mr Vieusseux consacra tous les momens de loisir que lui laissoient ses infirmités, à rédiger l'excellent *Mémoire sur la saignée*, qui paroît aujourd'hui, et dans la préface duquel il rend compte des motifs qui l'ont déterminé à le mettre au jour. Il y passe en revue toutes les maladies dans lesquelles ce remède peut être considéré comme utile ou nécessaire, les précautions avec lesquelles il faut y avoir recours, et les circonstances qui le rendroient dangereux. Nourri de l'étude des anciens auteurs, de la lecture desquels il avoit fait toujours ses délices Mr Vieusseux ne se borne pas entièrement dans cet ouvrage à ce que lui avoit appris sa longue pratique ; il compare ses observations avec celles de ses devanciers, et montre que si l'art a fait bien des progrès depuis Baillou, Rivière, Sydenham, Hoffmann, etc. on s'est cependant souvent trop écarté de leurs sages maximes, et que l'esprit de système, auquel on s'est trop livré dans les temps modernes, a souvent égaré les praticiens, en leur faisant abandonner le seul guide sûr et fidelle, l'expérience.

Indépendamment des ouvrages dont nous venons de parler, Mr Vieusseux a laissé un grand nombre de mémoires manuscrits qu'il nous avoit lus dans nos sociétés de médecine. Plusieurs nous avoient paru d'un grand intérêt, et il seroit à désirer que sa famille voulût en permettre l'impression. La perte d'un médecin aussi estimable et aussi judicieux, est toujours une calamité pour le public ; mais on en diminue l'amertume en faisant jouir ses successeurs de ses lumières. C'est d'ailleurs une consolation de penser que, grâces à l'heureuse invention de l'imprimerie, un homme éclairé ne meurt pas tout entier, qu'il peut encore se rendre utile long-temps après sa mort, et qu'en lisant ses ouvrages, on placera toujours son nom à côté de ceux qui ont le plus honoré et leur art et leur patrie.

les praticiens, en leur faisant abandonner le seul guide sûr et fidèle, l'expérience.

Indépendamment des ouvrages dont nous venons de parler, [illegible]

[illegible]

DE LA SAIGNÉE

ET

DE SON USAGE

DANS

LA PLUPART DES MALADIES.

CHAPITRE I.er

De la Saignée.

La saignée se divise en générale et en locale.

La saignée *générale* se pratique au bras, à la main, au pied, ou à la jugulaire, au moyen de la lancette.

La saignée *locale* se pratique sur différentes parties du corps, au moyen des sangsues ou des ventouses scarifiées.

Du Pouls qui demande la saignée.

La santé parfaite consiste dans l'équilibre des différentes fonctions du corps humain. Cet équilibre a lieu lorsque ces fonctions s'exercent toutes avec le même degré d'énergie, degré qui varie dans chaque individu; ce qui établit une certaine latitude de forces, en sorte que quoique différens individus ayent différens degrés de force, dans chacun cet état constitue la santé, pourvu que ces forces soient distribuées avec égalité.

C'est surtout de la régularité de la circulation du sang et des humeurs qui en proviennent, que dépend une égale distribution de forces. Une quantité moyenne de sang est requise pour que les contractions du cœur s'exécutent de la manière la plus favorable, et c'est par l'état du pouls qu'on juge de la régularité de la circulation. Qu'il soit trop fort ou trop foible, le corps est disposé à la maladie; de là vient la grande division des maladies par excès ou par manque de force, qui n'est autre chose que le *strictum* et le *laxum* des anciens, et qui trop généralisée a donné lieu au système qui suppose que toutes les maladies sont *sthéniques* ou *asthéniques*. Ce système est démontré faux par la pratique, qui nous fait voir souvent dans un même individu, excès de force dans une partie, tandis qu'il y a excès de foiblesse dans une autre, excès de force dans le commencement de la maladie, et excès de foiblesse à la fin.

Ces différentes qualités du pouls dépendent presque toujours de la quantité plus ou moins grande de sang contenue dans les vaisseaux.

Si la quantité du sang ne fait qu'excéder la proportion requise, on trouvera le pouls fort, plein, et fréquent, parce que les contractions du cœur seront fortes et fréquentes. Et si la quantité du sang est beaucoup trop grande, les contractions du cœur seront empêchées, et l'on pourra trouver un pouls lent et petit; mais alors il sera plein et résistera à la pression du doigt; en certaines circonstances il n'y résistera pas: mais, et c'est le signe le plus sûr, il se relèvera et deviendra plus fort et plus fréquent après une saignée, parce que les contractions du cœur redeviendront libres. J'appelle ce dernier état foiblesse *indirecte* ou *apparente*.

S'il n'y a pas assez de sang, on trouvera le pouls foible, quelquefois lent par le défaut de contraction dans les artères, mais ordinairement fréquent, parce que le cœur étant peu dilaté, ne peut avoir que de petites contractions, et compense par la quantité des pulsations leur manque de force; si l'on saigne, la foiblesse augmentera. J'appellerai cet état foiblesse *directe* ou *réelle*.

Les différences entre ces pouls ne sont pas faciles à définir, mais elles se sentent au doigt. Le pouls *fort* tient à une quantité suffisante de sang qui dilate bien l'artère, et qui la fait battre librement; quoique fort il peut être souple et développé. Le pouls *plein* a quelque chose de plus concentré, il résiste davantage à la pression du doigt; il vient d'une trop grande quantité de sang.

Le pouls *dur* paroît tenir à trop de tension et d'irritation dans l'artère indépendamment du fluide qu'elle contient.

Les qualités du pouls qui dépendent de la force indiquent la saignée, mais ne l'exigent pas, s'il n'y a aucune douleur, ni aucun dérangement dans les fonctions; en un mot s'il n'y a pas de maladie. Ordinairement la fréquence s'y joint, ce qui constitue la fièvre, et la maladie ne tarde pas à se déclarer. Cet état de plénitude ou de trop de sang sans maladie proprement dite, est ce qu'on appelle état pléthorique; on distingue dans les écoles plusieurs espèces de *pléthore*, mais ces distinctions sont de peu de conséquence pour pratiquer la première saignée ; les indications pour ou contre la répétition se développent par la suite de la maladie.

Je ne m'arrêterai pas aux qualités du pouls qui dépendent de la foiblesse, ni à ses diverses irrégularités, puisque ce ne sont pas des modifications qui indiquent la saignée (1).

Les autres indications qui conjointement avec l'état du pouls doivent décider pour la saignée sont la douleur, la chaleur, la rougeur, la sécheresse de la peau, la couleur foncée et la rareté des urines, la gêne de la respiration, etc. Mais elles s'expliqueront suffisamment en traitant de chaque maladie : et l'on ne doit jamais perdre de vue qu'un seul signe ne suffit pas, et que ce n'est que la réunion de plusieurs symptômes d'une maladie qui en déterminent l'espèce.

---

(1) J'ai lu autrefois, et j'ai relu dernièrement avec attention, les *Recherches de* Bordeu *sur le pouls*. Je ne nie pas l'avantage que peuvent retirer de cet ouvrage ceux qui le comprennent, je reconnois et j'envie le grand mérite de ce moyen de juger d'avance des divers changemens qui arrivent dans les maladies ; mais j'avouerai franchement que dans une longue pratique, il ne m'a été d'aucune utilité.

Effets de la Saignée.

Il paroît qu'on ne doit considérer en général dans l'effet de la saignée que la diminution du sang. On a donné beaucoup trop d'importance à la *révulsion* et à la *dérivation* (1); ce qu'on en a écrit ne se confirme pas toujours par la pratique. Cependant il se présente souvent des cas dans lesquels on ne doit pas perdre de vue ces effets de la saignée. Quant à la *spoliation*, on peut bien la négliger tout-à-fait.

En ne considérant donc que la diminution du sang, le premier effet de la saignée est *d'affoiblir*, c'est un fait constant; il est naturel de croire que, la santé tenant à un degré moyen de tension qui dépend d'une certaine quantité de sang, on diminue les

(1) La *révulsion* est l'effet qu'on attribue à la saignée près du siège de l'inflammation; et la *dérivation* l'effet qu'on lui attribue sur les parties éloignées du siège de l'inflammation. Si l'on y réfléchit, on verra que la saignée est toujours *révulsive* de la partie malade, et *dérivative* à celle où un vaisseau est ouvert.

forces en diminuant cette quantité. Et par la même raison, dans les cas de foiblesse indirecte, la saignée fortifie, en rendant au cœur la liberté du mouvement gêné par une trop grande abondance de sang.

Outre la foiblesse du moment produite par la saignée, il y a une foiblesse consécutive dont on ne s'aperçoit qu'au bout de quelques jours; elle produit de longues convalescences, et un retour difficile à la santé, lorsqu'on a beaucoup saigné, surtout si les sujets sont trop jeunes, foibles, ou trop âgés.

Le second effet de la saignée, c'est de *rafraichir*. Il y a dans le corps vivant un principe de chaleur moyenne qui se maintient à toutes les températures, et défend le corps contre leur impression extrême, soit en plus, soit en moins. Indépendamment de ce principe, le plus ou le moins de chaleur dépend de la circulation plus ou moins accélérée. En thèse générale l'augmentation de la circulation augmente la chaleur, donc la saignée en diminuant la force de la circulation, diminue aussi la chaleur (1).

---

(1) Le premier effet du repos après la marche qui

Troisièmement, la saignée *relâche.* La tension dans les solides est produite par la plénitude des vaisseaux et le mouvement accéléré du sang; il en résulte pour l'ordinaire un état de spasme qui diminue ou cesse par la sueur; la saignée, en relâchant les solides trop tendus, détermine la sueur, et sous ce point de vue, elle est le meilleur sudorifique.

Tels sont les effets de la saignée considérés dans les maladies purement inflammatoires et produites par l'augmentation de la circulation. Les complications s'éclairciront par des exemples.

Saignée du Bras.

La *saignée du bras* est le plus en usage, aussi lorsqu'on parle simplement d'une saignée, c'est toujours celle du bras qu'on entend.

Pour que la saignée produise tout l'effet qu'on désire, il faut que le sang sortant de

---

augmente beaucoup la vitesse de la circulation, sur les hautes montagnes, *est un sentiment de fraîcheur universelle.* Voyages dans les Alpes par De Saussure, T. 1, p. 488.

la veine coule *promptement et en quantité suffisante.* L'effet de la saignée ne dépend pas seulement de la quantité du sang qu'on tire, mais aussi de la révolution qu'elle produit dans la circulation. Il y a dans tous les cas qui exigent la saignée plus ou moins de spasme et d'irritation ; ce n'est que par un changement prompt que son effet antispasmodique et relâchant peut avoir lieu, il faut donc qu'elle se fasse promptement et par une assez grande ouverture ; si elle se fait lentement et peu à peu, le changement produit par cette évacuation sera presque nul, et le soulagement beaucoup moins grand. Cependant il faut observer que l'effet de ce remède ne dépend pas toujours de la quantité de sang tiré, car nous voyons souvent des saignées mal faites qui ne donnent pas plus de deux onces de sang, produire un soulagement marqué, parce que le malade ému ou impatienté, tombe en défaillance, et se trouve couvert d'une sueur suivie de tout le relâchement qu'on pouvoit désirer ; ensorte qu'on n'a pas besoin pour le moment de compléter la saignée en rouvrant la veine.

Mais quoique cela arrive quelquefois, il n'en est pas moins certain que dans une inflammation un peu considérable, cet effet affoiblissant n'est que passager, et qu'il faut tirer une quantité de sang capable de produire une diminution suffisante dans la masse totale. Une saignée ordinaire pour un adulte doit être de dix onces, souvent il la faut plus forte, de douze, et même, de quinze onces, il est rare qu'on soit obligé d'aller au-delà. Pour les sujets foibles et dans les cas douteux, on ne doit la faire que de sept à huit onces, quelquefois seulement de quatre; si l'on s'en trouve bien, et s'il est nécessaire de la répéter, on est encouragé par le soulagement que procure la première, à faire la seconde plus forte. On est engagé à réitérer la saignée, lorsque les accidens qui l'indiquent continuent, si le pouls reste dur, si après s'être ramolli il reprend de la dureté, et surtout si le malade se trouve mieux après la saignée, et plus mal à mesure qu'on s'éloigne du moment où elle a été faite.

Dans les inflammations décidées et chez les sujets robustes, il est important que la première saignée soit forte, une saignée de douze onces produit plus d'effet que trois de six. Et plus tôt la saignée est faite après le frisson qui marque l'invasion de la maladie, plus on peut en attendre de succès.

On doit moins se régler pour les saignées sur l'âge, que sur le tempérament et la force de malades ; tel individu âgé de cinquante ans, et épuisé par une vie trop dissipée ou trop laborieuse ne pourra pas supporter la saignée aussi bien qu'un autre de soixante, et même de soixante et dix ans qui aura mené une vie réglée, sans trop de peine de corps ou d'esprit. Nous verrons plus bas une femme de soixante et dix ans foible et délicate, guérie d'une douleur pleurétique très-violente, par une saignée de trois onces dont elle n'auroit pu supporter la répétition ; et une autre femme du même âge qui eut besoin de quatre saignées de dix onces dans une inflammation de poitrine dont elle guérit, et qui en supporta deux pareilles six ans après, c'est-à-dire à soixante et seize ans, pour la même maladie, sans qu'il s'ensuivit aucun symptôme fâcheux de foiblesse ou d'atonie.

On doit aussi se régler sur le genre de vie des malades, sur leurs habitudes, et sur leur manière de se nourrir. Les paysans ont beaucoup moins besoin de la saignée que les habitans des villes, parce qu'en général ils font usage d'alimens moins succulens ; aussi malgré une grande force musculaire, un homme de la campagne ne devra être saigné que deux ou trois fois dans le même cas où un homme de la ville, bien moins fort, devra l'être cinq ou six.

Les grands froids ni les grandes chaleurs ne contre-indiquent point la saignée, car c'est pendant les grands froids qu'on observe le plus de maladies inflammatoires de la poitrine, et c'est pendant les grandes chaleurs qu'on voit régner les inflammations du bas-ventre et les phrénésies. Les maladies inflammatoires, sans être peut-être plus fréquentes dans les saisons froides, demandent et supportent un plus grand nombre de saignées que dans les saisons chaudes où la foiblesse est plus à craindre : c'est une considération qu'il ne faut pas négliger.

Dans les maladies inflammatoires le sang est couvert d'une croûte blanche ou jaunâtre qu'on appelle *couenne*, ou *croûte inflammatoire* ou *pleurétique ;* quelquefois elle manque, et alors on n'est pas aussi décidé pour les saignées suivantes, c'est pourquoi on aime à la trouver quand on croit la maladie inflammatoire. Mais son absence n'est pas une raison pour ne pas répéter la saignée, si les symptômes en montrent la nécessité.

Quand le sang coule lentement le long du bras, il ne se forme pas de croûte, mais on sent lorsqu'on veut percer le caillot, une résistance qui fait connoître la consistance du sang, et juger que la croûte se seroit formée, si le sang avoit coulé plus vîte; ce qui arrive dans les saignées suivantes, si elles sont bien faites.

La couenne est formée par la *fibrine* qui se sépare du sang peu à peu, et se coagule à sa surface au bout de quelques minutes, en général promptement dans les grandes inflammations. On voit alors la surface du sang se troubler et devenir bourbeuse, avant qu'il soit refroidi, signe certain que la couenne ne tardera pas à se former, mais il faut avoir soin que le sang reste dans une température moyenne; si on l'expose tout de suite à l'air frais, il se coagule trop tôt, et la couenne ne se forme pas.

Dans les maladies vraiment inflammatoires la couenne est forte et ferme, épaisse d'une à trois ou quatre lignes, ses bords se retirent sur elle-même, et forment comme un fond d'artichaut, c'est la vraie croûte pleurétique.

Mais il y a beaucoup de variété dans son

apparence. Dans les affections catarrhales elle est moins forte et moins épaisse que dans les maladies purement inflammatoires ; et souvent dans la même maladie quoique décidément inflammatoire, et dans le sang d'une seule saignée reçu dans différens vases, elle a plus ou moins de consistance, quelquefois elle ressemble à une gelée demi-fluide, et reprend dans les saignées suivantes sa consistance ordinaire.

Malgré ces exceptions, en général dans une maladie inflammatoire le sang est couenneux, lorsqu'il ne l'est pas c'est le plus souvent un mauvais signe, et qui semble indiquer qu'on ne pourra pas saigner aussi librement que la maladie l'exigeroit. Il est peu ou point couenneux dans les péritonites ou dans les entèrites, quand ces maladies tendent promptement à la gangrène, s'il est décidément couenneux, on a plutôt à craindre la suppuration que la gangrène, et le cas est moins fâcheux.

Quoique la présence de la couenne indique une maladie inflammatoire, dans laquelle par conséquent la saignée est nécessaire, cependant l'épaisseur de cette couenne, lors-même qu'elle va en augmentant à chaque saignée, n'est point une raison pour continuer à saigner, si d'ailleurs les accidens inflammatoires sont appaisés. Dans les sujets jeunes et bien constitués, la couenne diminue de dureté et d'épaisseur après les premières saignées; mais dans les corps échauffés et surtout chez les ivrognes, la croûte inflammatoire est toujours forte et épaisse dans toutes les saignées jusques à la fin de la maladie.

Si l'on saigne dès les premiers commencemens d'une inflammation, souvent le sang de cette première saignée, quoique bien faite, n'a pas de couenne, mais elle ne tarde pas à se former, et on l'observe dans la seconde; c'est d'après celle-ci qu'on doit juger de la qualité du sang.

Au reste, les différentes apparences du sang ne suffisent pas pour juger de la maladie; c'est d'après l'ensemble des symptômes qu'il faut se conduire.

L'inflammation est le produit d'une irritation qui attire le sang dans les vaisseaux de la partie affectée, suivant une loi de la nature, *ubi læsio ibi affluxus*. Cette accumulation de sang tend à la suppuration, à la gangrène ou à l'endurcissement; la saignée est le moyen le plus sûr et le plus prompt de prévenir ces fâcheuses terminaisons, et celui auquel on doit avoir recours sans perdre de temps pour résoudre l'inflammation, c'est-à-dire pour rétablir l'équilibre dans la distribution des fluides, dès qu'on juge qu'il y a quelque part un point ou un centre inflammatoire; si le pouls le demande, ou seulement s'il le permet; ou même lorsqu'il semble ne le pas permettre, dans des cas graves et quand des viscères essentiels sont affectés, comme nous le dirons en son lieu.

Toute douleur excessive et permanente, à très-peu d'exceptions près, menace d'inflammation, et *demande la saignée*, soit pour obtenir un soulagement direct, soit pour empêcher que la disposition inflammatoire ne devienne générale.

L'inflammation tend à détruire la partie enflammée, et si l'on épargne trop les saignées, il s'ensuit dans l'organe affecté une destruction qu'on ne peut plus réparer, au lieu que par des saignées trop abondantes, on ne produit que de la foiblesse, sans nuire à l'intégrité des organes; et avec le temps, les soins d'une médecine éclairée, et les forces réparatrices de la nature, on peut espérer de rétablir des parties seulement affoiblies; mais on ne peut pas recréer un organe détruit. D'où l'on doit conclure que dans la plupart des cas véritablement inflammatoires, il y a moins de danger à saigner trop que trop peu.

Dans les cas douteux il s'agit de juger si l'omission de la saignée risque de produire plus de mal qu'on n'en peut craindre de la foiblesse qui seroit la conséquence de ce remède; le plus souvent il vaut mieux se décider pour la saignée. Il y a cent ans qu'on saignoit en France dans toutes les maladies, et dans des cas où certainement nous regarderions la saignée comme nuisible, cependant les malades guérissoient entre les mains des bons praticiens, et des saignées évidemment inutiles, ou faites mal à propos, n'avoient pas les suites fâcheuses qu'on auroit eu lieu de craindre. Pour s'en convaincre il n'y a qu'à lire les Centuries de Rivière.

Tout ce que nous avons dit de la saignée du bras doit s'entendre de la *saignée de la main* ou du poignet, qu'on ne pratique que lorsque les vaisseaux sont trop petits ou trop profondément situés pour qu'on puisse saigner du bras; et l'on doit toujours, quand on le peut, préférer cette dernière saignée.

C'est toujours après avoir examiné le pouls qu'on ordonne une saignée. Il est essentiel de le tâter long-temps et plus d'une fois, souvent il n'est pas le même à l'entrée du médecin qu'à la fin de sa visite. Il varie aussi beaucoup selon les individus, et c'est un avantage que de connoître le pouls du malade dans son état de santé. Il y a des personnes qui ont toujours le pouls dur et fréquent qui paroît indiquer la saignée, quoiqu'elles n'en ayent pas du tout besoin, il y en a qui l'ont plus fort à un bras qu'à l'autre; c'est sur le bras où il est fort qu'il faut se régler. D'autres l'ont si petit et si foible, qu'on ne les saigneroit jamais si l'on ne faisoit attention qu'à ce signe. Quelquefois il manque à un poignet, quelquefois à tous les deux, parce que l'artère radiale ne suit pas la route ordinaire. Une femme dans ce dernier cas avoit une maladie inflammatoire à la suite d'une couche, il fallut la saigner plusieurs fois, je lui tâtois le pouls à la tempe; souvent les personnes adonnées à la boisson, malgré plusieurs saignées, conservent un pouls dur : ce n'est donc pas d'après le pouls seulement, mais aussi d'après les symptômes qu'il faut se conduire.

Plusieurs médecins sont dans l'usage de tâter le pouls avec une montre à secondes, c'est un moyen assuré de juger avec précision de la fréquence du pouls, mais ce n'est pas un moyen de bien juger de la fièvre. Il y a des exemples rares de fièvres dans lesquelles le pouls est moins fréquent que dans l'état naturel. La fréquence du pouls étant souvent un symptôme de foiblesse, ou de mobilité nerveuse, ce n'est un signe de fièvre qu'autant que la fréquence est jointe à la force, la dureté, ou la plénitude, ou à d'autres accidens fébriles, tels que la chaleur, la sécheresse de la peau, les signes d'embarras gastriques, etc. Un praticien exercé n'a pas besoin de montre pour juger de la fièvre.

Souvent on se trouve mal à la suite d'une saignée; cela vient sans doute de la diminution de la force avec laquelle le sang est porté au cerveau contre la gravité, le moment après la saignée. Le meilleur moyen de faire cesser cette défaillance ou de l'empêcher, c'est de mettre le malade dans une position horizontale. C'est pourquoi il vaut toujours mieux être couché qu'assis pour se faire saigner.

On trouve quelquefois des malades qui, quoique couchés, ne peuvent pas supporter la saignée sans se trouver mal, ou tomber en convulsion, dès qu'ils ont perdu deux ou trois onces de sang ; quand cela arrive il faut mettre le doigt sur l'ouverture de la veine, attendre que la foiblesse ou la convulsion soit passée, puis finir la saignée, ce qui réussit ordinairement. Je me rappelle d'avoir vu un homme dans une péripneumonie qui tomba en convulsion dès le commencement de la première et de la seconde saignée ; on suivit le procédé que je viens d'indiquer, les deux premières saignées furent interrompues, mais quatre autres qui les suivirent furent faites en une seule fois et sans le moindre accident : j'ai vu souvent des cas pareils.

Il peut aussi arriver que les commencemens d'une maladie inflammatoire, dont la saignée est le remède essentiel, soient accompagnés d'une telle foiblesse que la saignée ne peut être pratiquée qu'avec le plus grand ménagement ; quoique dans la suite, lorsque la fièvre est plus développée, on puisse saigner hardiment. Il convient donc dans certains cas de ne pas se presser de saigner, mais d'attendre quelques heures que la maladie soit décidée, pour la combattre plus surement

Saignée du Pied.

La saignée du pied étoit plus en usage autrefois qu'à présent, elle a le désavantage que le sang coule dans l'eau, et qu'on ne peut juger qu'à peu près de sa quantité et de sa consistance; d'ailleurs à l'ordinaire elle n'est pas tout-à-fait si facile à pratiquer que celle du bras. Cependant sans adopter absolument les idées des anciens sur la dérivation, il est plusieurs cas dans lesquels on doit préférer la saignée du pied, tels que ceux de maux de tête violens, de suspension de règles, lorsqu'on a saigné plusieurs fois du bras sans effet suffisant, et dans quelques autres circonstances particulières.

Saignée à la Jugulaire.

La saignée à la jugulaire est très-rarement pratiquée dans ce pays, je ne l'ai employée que deux fois; la première dans une apoplexie chez un vieillard pour lequel on avoit déjà mis en usage tous les remèdes.

ordinaires; la saignée fut copieuse et ne produisit pas un soulagement immédiat; cependant le malade guérit, et il y a tout lieu de croire que ce remède contribua pour beaucoup à son rétablissement. La seconde fois que je l'employai fut pour une fièvre maligne cérébrale dans laquelle elle n'eut aucun succès. Il n'est pas douteux que ce ne soit un moyen très-propre à diminuer l'engorgement du cerveau, et un remède local qui agit beaucoup plus promptement que les sangsues et les autres saignées.

L'artériotomie ou saignée de l'artère temporale, quoique peu en usage, peut être d'une grande ressource dans les affections graves de la tête (1).

Les Sangsues.

Excepté l'application des *sangsues* à l'anus

(1) Voyez *Observation sur une céphalée vive et opiniâtre guérie par l'ouverture de l'artère temporale.* Bulletin des sciences médicales, avril 1811. L'artère fut coupée en voulant agrandir l'ouverture; dès ce moment le sang s'arrêta et le malade fut guéri complétement, quoiqu'il n'eût perdu que trois onces de sang.

et aux extrémités, dans un but général, on doit considérer comme *locale* la saignée qui se pratique par leur moyen, et c'est le plus souvent pour quelque affection locale qu'on les employe. On doit les mettre en nombre et en grosseur proportionnée à l'âge, à la force du sujet, et à l'effet qu'on veut produire. Après qu'elles se sont remplies et qu'elles sont tombées, on laisse couler le sang une ou deux heures, et même plus selon le besoin; on facilite cet écoulement en fomentant les ouvertures qu'elles ont faites, avec des linges trempés dans l'eau chaude si cela est nécessaire, on arrête ensuite le sang avec de l'amadou et une ligature convenable, et l'on prend garde de ne le pas laisser couler trop long-temps sans qu'on s'en aperçoive, comme je l'ai vu arriver dans un enfant malade du croup à qui on avoit appliqué les sangsues, et qui périt vraisemblablement par l'hémorragie qui eut lieu sous l'appareil pendant qu'il dormoit. Lorsqu'on les applique à l'anus, après qu'elles sont tombées on fait asseoir le malade sur une chaise percée dans le vase de laquelle on a mis de l'eau presque bouillante, dont la vapeur favorise beaucoup l'écoulement du sang. On le laisse ainsi pendant un quart d'heure ou une demi heure, puis il se remet au lit, où l'évacuation continue encore pendant quelques heures.

La quantité du sang qui coule par l'effet de la vapeur de l'eau chaude, est plus considérable que celle qui coule sans ce moyen; il convient donc quand l'individu a besoin d'une assez grande évacuation de sang, et qu'il est trop foible ou trop malade pour pouvoir être placé sur son séant, de mettre un plus grand nombre de sangsues, pour suppléer à ce qui couleroit dans l'eau.

Du reste on doit suivre pour la quantité du sang qu'on veut tirer, les mêmes règles que pour la saignée; selon le besoin on met jusqu'à dix et même jusqu'à vingt sangsues. Quand c'est à l'anus on ne doit guères aller au-delà de huit, et même il ne faut pas commencer par ce nombre, car souvent elles produisent une évacuation plus grande qu'on ne croiroit, surtout chez les femmes, pour qui quelquefois seulement quatre sangsues remplissent l'indication pour laquelle on les applique. On peut donner pour règle que six sangsues sont un nombre suffisant lorsqu'on veut une évacuation assez forte et d'une seule fois. Dans certains cas où on les met à plusieurs reprises, par intervalles plus ou moins longs, dans l'intention, non de produire une grande évacuation, mais de dériver ou d'attirer le sang vers ces parties, on se contente d'en mettre deux ou trois. Ce remède est devenu très-fréquent et l'on en abuse souvent; beaucoup de gens se font appliquer les sangsues sans consulter personne de l'art; mais l'abus a instruit sur l'usage, et la fréquence du remède est cause qu'on a vu quelquefois de belles cures opérées par son moyen.

L'avantage des sangsues c'est que cette saignée affoiblit beaucoup moins que la saignée par la lancette, vu la lenteur avec laquelle le sang coule, et que souvent malgré la foiblesse du malade, on répéte l'application des sangsues quand on n'oseroit pas réitérer la saignée. J'ajouterai pour les sangsues au fondement, qu'on tire par leur moyen des veines hémorroïdales un sang carbonisé moins utile que celui qu'on tire par la saignée, et dont la perte est de moindre conséquence; ce qui est prouvé par la quantité prodigieuse que des sujets foibles peuvent en perdre dans la maladie noire ou *melœna* sans en éprouver de suites fâcheuses.

L'effet dérivatif des sangsues est bien marqué à l'endroit de leur application, et leur succion attire puissamment le sang dans les petits vaisseaux. Dans le cadavre d'un enfant à qui l'on avoit appliqué les sangsues, je vis par la dissection que l'échymose produite par leur piqûre, est au moins quatre fois plus considérable dans le tissu cellulaire sous la peau qu'à la partie extérieure (1).

---

(1) Pour tous les détails nécessaires sur l'histoire naturelle des sangsues et sur leur usage. Voyez Vitet, *Traité de la sangsue médicinale*. Notre pratique dans ce pays diffère absolument de la sienne ; 1.° en ce que, sans rejeter la *dérivation* sur laquelle est fondé tout le système de sa pratique quant à la saignée, nous employons avec succès les sangsues appliquées près du siège du mal. 2.° En ce que les précautions qu'il recommande pour éviter les accidens provenant de la piqûre des sangsues sur certaines parties, paroissent d'une excessive timidité, puisque les personnes peu instruites qui font leur occupation journalière d'appliquer les sangsues, les négligent presque toutes, et que les accidens sont très-rares. D'ailleurs il employe presque toujours les sangsues dans les cas où nous employons la lancette, et je doute que cette méthode soit en général aussi commode et surtout aussi utile.

Les Ventouses.

Les *ventouses scarifiées* sont aussi une sorte de saignée locale ; mais par cela même qu'on a abusé des sangsues, on a négligé les ventouses , et l'usage en est maintenant fort borné dans ce pays. Il est vrai qu'à l'exception de quelques cas particuliers de rhumatisme, où l'on applique plusieurs ventouses sur une seule partie, on leur a presque toujours substitué les sangsues avec avantage.

CHAPITRE II.

MALADIES DE LA TÊTE.

Céphalalgie.

SI la *céphalalgie* est accompagnée de signes de pléthore, comme rougeur de la face et des yeux, grande sensibilité à la lumière et au bruit, pouls dur ou seulement trop plein c'est le cas de la saignée du bras ou du pied; et quand le mal se prolonge on applique les sangsues à l'anus ou aux tempes; souvent les sangsues aux tempes suffisent : c'est le traitement de la céphalalgie idiopathique. Quant à la céphalalgie symptomatique, elle doit se traiter par les moyens indiqués ci-dessus, et par les remèdes propres aux maladies dont elle dépend. Ainsi des douleurs de tête périodiques demandent la saignée ou les sangsues dans les sujets pléthoriques, et se guérissent ensuite par le quinquina. Nous supposons toujours dans les maladies inflammatoires, un traitement antiphlogistique et des remèdes appropriés à la maladie; outre les évacuations de sang, dont il est toujours mieux de se passer quand on peut présumer que ce traitement suffira seul. Cela doit s'entendre une fois pour toutes.

Il est difficile et souvent impossible de juger *a priori* de la place où l'on doit appliquer les sangsues dans les douleurs de tête, soit qu'elles affectent un seul côté, ou qu'elles soient générales; on ne peut pas donner là-dessus des règles certaines. Un homme de soixante ans fort sujet aux hémorroïdes qui fluoient périodiquement, n'eut point cet écoulement comme il avoit accoutumé. Après des douleurs de tête qui sembloient venir du manque de cette évacuation, il eut une forte hémorragie du nez qui ne le soulagea point, on lui fit une copieuse saignée du bras sans que les maux de tête diminuassent, il étoit à la campagne; quand il fut revenu à la ville, je crus que c'étoit surtout à rétablir l'écoulement des hémorroïdes qu'il falloit travailler; on lui appliqua donc à deux reprises les sangsues au fondement, elles tirèrent beaucoup de sang, mais il n'en éprouva aucun soulagement. Enfin au bout de trois semaines, pendant lesquelles il fit inutilement plusieurs remèdes qui paroissoient convenables, je lui ordonnai les sangsues aux tempes, et il fut guéri sur-le-champ. L'année suivante, quoique les hémorroïdes eussent recommencé à fluer, il eut de nouveau des maux de tête qui cédèrent tout de suite à l'application des sangsues aux tempes. Voilà qui dérange bien toutes les idées de dérivation.

Epistaxis ou saignement de nez.

Il faut distinguer deux espèces de ces hémorragies, l'une qui vient de trop de sang, et qui ne demande la saignée qn'autant qu'elle est accompagnée de fièvre, ou seulement d'un pouls dur ou trop plein, et qu'elle dure trop long-temps. Pour l'ordinaire cette évacuation est son remède à elle même et aux causes qui la produisent. Si quelque pesanteur de tête ou quelque engorgement des vaisseaux des yeux font croire qu'on a arrêté trop tôt le saignement de nez, ou que devenu habituel, il convienne de le rappeler, l'application d'une sangsue dans chaque narine remplira aisément cette indication.

L'autre espèce est celle qui vient d'un sang dissous, et d'une disposition aux pétéchies et à la putridité; celle-ci demande le quinquina, les acides minéraux, les lavages à l'eau froide, le tamponnement, et jamais la saignée.

Souvent dans les fièvres le saignement de nez est critique, et contribue plus au jugement de la maladie et au soulagement du malade que les évacuations de sang artificielles. On doit donc se garder de saigner quand on prévoit une hémorragie pareille, et ne pas chercher à l'arrêter trop tôt quand l'état du pouls et les symptômes de la maladie font croire qn'elle ne vient pas de dissolution. Outre les signes tirés de la nature de la maladie, on peut aussi présumer par le plus ou le moins de consistance du sang, que l'hémorragie est de la première ou de la seconde espèce. Cependant ce signe n'est pas suffisant (1).

Phrénésie.

La *Phrénésie* est une inflammation du cer-

(1) Voyez deux exemples remarquables de saignement de nez scorbutique, dont les saignées ne firent qu'augmenter l'abondance, quoique le sang fut couenneux, et qui ne furent guéris qne par les toniques. J. P. Frank, *Epitome de curand. homin. morb.* Vol. VI, pag. 135.

veau ou de ses membranes, dont le caractère est un délire furieux accompagné de fièvre continue, avec une violente douleur de tête, les yeux rouges et craignant la lumière, le teint coloré, le pouls ordinairement dur. Les saignées doivent être copieuses et répétées dans le même jour. Celle du pied est préférable à celle du bras, c'est surtout celle de la jugulaire ou de l'artère temporale, qui présentent le plus de chances de succès, mais elles sont difficiles à pratiquer chez de tels malades. Et comme dans ces cas-là il faut faire plusieurs saignées, en commençant par celle du bras, on a plus de facilité pour l'examen du sang; en général s'il est couenneux, on insiste avec plus de sécurité, sur la répétition du remède sans craindre d'affoiblir le malade. La saignée de la jugulaire ne se pratique pas souvent, non plus que celle de l'artère temporale, mais elles peuvent être toutes deux de la plus grande efficacité; il est clair qu'elles agissent le plus localement possible, et que dans la véritable phrénésie l'on n'a rien à ménager; il ne faut pas perdre son temps à appliquer des sangsues. Quand les premiers accidens ont été calmés, si l'indication de tirer du sang subsiste encore, et que le pouls soit trop foible pour qu'on ose continuer à saigner, il faut appliquer les les sangsues, d'abord à la tête, ensuite à à l'anus, ou selon que le tact du médecin et les circonstances en décideront.

Quoiqu'il y ait des cas de phrénésie où la dissection ne montre aucun signe d'inflammation dans le cerveau; comme on doit toujours supposer un état d'irritation qui porte le sang à la tête, la première indication quand les symptômes ci-dessus ont lieu, est toujours de commencer par la saignée.

Il y a des phrénésies bilieuses dans lesquelles le pouls n'est pas toujours dur, et qui ont des rémittences; l'émétique dans ces cas-là emporte souvent le délire sans qu'il soit besoin de saigner. De même le délire des *typhus* ne demande pas la saignée; mais ces deux espèces ne sont pas de vraies phrénésies, et dans toutes deux les sangsues peuvent être employées avec succès soit au fondement, soit aux tempes (1).

---

(1) Voyez particulièrement Stoll, *Rat. medend*, Part. III. *De Causa et sede phrenitidis.* On peut réduire à trois les différentes phrénésies dont il

Folie, manie, mélancolie (1).

La *Folie* ou *Manie* est un délire sans fièvre, ordinairement accompagné de fureur et d'augmentation de forces, avec un dérangement de toutes les idées. La *mélancolie* est aussi un délire sans fièvre, mais le dérangement des idées porte sur un seul objet, le plus souvent triste, qui occupe l'ame tout entière. L'une et l'autre sont des maladies chroniques qui ne menacent pas la vie.

---

traite. 1.° La vraie phrénésie idiopathique inflammatoire, dont le siège est dans le cerveau, 2.° la phrénésie symptomatique, aussi inflammatoire dont le siège est dans quelque viscère, et non dans le cerveau. 3.° La phrénésie bilieuse sans siège inflammatoire. Dans les deux premières espèces la saignée est le principal remède, dans la troisième ce sont les évacuans et surtout l'émétique; mais quoique la saignée ne guérisse pas dans ces cas-là, il n'est point prouvé qu'elle nuise, surtout si on la pratique au moyen des sangsues.

(1) C'est comme dérangemens des fonctions du cerveau que nous classons ces affections avec les maladies de la tête.

Dans les cas ordinaires de manie il y a presque toujours congestion au cerveau, les exemples de maniaques qui dans des accès de fureur se sont coupés la gorge, et qui par une abondante hémorragie des veines jugulaires, ont tout à coup recouvré la raison, prouvent l'utilité de la saignée dans ces maladies. Ainsi il conviendra de saigner abondamment les maniaques dans les momens de transport, et de répéter l'évacuation par la saignée, ou par l'application des sangsues à l'anus, qui convient particulièrement dans les sujets hémorroïdaires, jusqu'à ce que la foiblesse du pouls, et surtout le calme du malade, indiquent qu'on doit s'arrêter. La suppression ou le manque des règles nécessite toujours les sangsues dans les cas de manie, lorsque ce n'est pas proprement par chlorose que cette suppression a lieu. Nous en avons eu ici un exemple frappant dans une jeune fille de vingt ans, complétement maniaque, et qui n'avoit jamais été réglée, quoiqu'elle ne fût pas chlorotique; elle n'a recouvré la raison que lorsque les règles ont paru à la suite d'une application réitérée de sangsues à la vulve, et par un usage méthodique des émétiques et des martiaux.

Quand le mal revient à des périodes plus ou moins éloignées, c'est par l'application des sangsues au fondement qu'on peut le prévenir, principalement dans les saisons chaudes, ou quand quelque changement dans l'état du malade peut faire présumer qu'il est en danger d'éprouver une rechute.

On ne voit pas que la saignée soit d'une grande utilité dans la mélancolie, quoiqu'elle convienne dans les accidens violens par cause pléthorique; mais les sangsues à l'anus peuvent être nécessaires dans les cas de suppression de quelque évacuation sanguine habituelle, d'autant plus que la cause éloignée de la mélancolie est souvent dans le système hémorroïdal ou dans le système hépatique. La mélancolie résiste le plus souvent à tous les traitemens; elle passe tout à coup d'elle même : c'est un voile qui tombe.

Apoplexie.

L'*Apoplexie* est une abolition subite de sentiment et de mouvement volontaire, avec continuation de la circulation, et le pouls ordinairement fort et accéléré, quelquefois lent. La cause la plus commune de cette maladie est un engorgement des vaisseaux du cerveau, ou un épanchement dans ses cavités ou dans sa substance. On distingue l'apoplexie en *sanguine* et en *séreuse*; cette division n'est pas dans la pratique d'une si grande importance qu'on l'a cru, surtout pour les premiers secours à porter. Si le malade est jeune, ou seulement s'il est fort et sanguin, et si le pouls le permet, il faut saigner, car on doit toujours présumer une compression à laquelle il est instant de remédier en diminuant l'engorgement des vaisseaux sanguins. Mais si le pouls est foible, et le malade pâle, surtout si on le connoît pour être d'une constitution peu sanguine, il est à présumer que l'apoplexie est séreuse, et il ne faut pas se presser de saigner le premier jour. Dans les jours suivans, si la maladie se prolonge, les symptômes d'engorgement du cerveau engageront à appliquer les sangsues, ou même à saigner si le pouls le permet. Si le mal va en augmentant pendant quelques jours, il dépend presque toujours d'un épanchement séreux, et il est ordinairement sans remède. Si après l'invasion il augmente rapidement pendant quelques heures, il y a un épanchement sanguin dans les ventricules du cerveau ou dans la substance médullaire avec rupture des vaisseaux, et il est promptement mortel.

Dans l'apoplexie des vieillards, la saignée est en général plus nuisible qu'utile, à cause de son effet affoiblissant, malgré le pouls grand et élevé qu'on trouve presque toujours dans ces cas-là. Cependant si les indications sont évidentes, l'âge seul n'est pas une raison suffisante pour s'abstenir de la saignée.

Quand une fois il est bien prouvé que c'est une apoplexie sanguine, et que la saignée est le principal remède, comme le danger est très-grand, il n'y a pas de temps à perdre, et ce n'est pas à des évacuations médiocres qu'il faut se borner, mais les saignées doivent être portées à seize et même à vingt et vingt-quatre onces; car c'est toujours à des sujets forts et sanguins que l'on a à faire. Dans les cas de léthargie prolongée, avec rougeur de la face, *stertor*, etc. la saignée la plus efficace sera celle de la jugulaire, j'en ai cité un exemple. A peine dans cette saignée a-t-on besoin de ligature, il suffit de la pression du doigt. Comme la cause de la compression du cerveau se trouve généralement dans l'hémisphère opposé au côté paralysé, les saignées, et surtout celle de la jugulaire, doivent se faire du côté non paralysé, ce dont on peut presque toujours juger, malgré la léthargie.

Quoique l'attaque de l'apoplexie soit subite, elle est la suite d'une disposition générale qui agit à la longue et détermine le sang à la tête. C'est ici qu'on doit user des évacuations de sang comme dérivatives; et après les premiers momens où la saignée du bras ou de la jugulaire sont les moyens de soulagement les plus prompts et les plus faciles, c'est agir méthodiquement que de saigner du pied et d'appliquer les sangsues au fondement, ce qu'on peut mieux faire au bout d'un jour ou deux, que lorsque le malade est tout-à-fait sans connoissance. On doit toujours dans le traitement supposer que la compression du cerveau vient de l'engorgement des vaisseaux, seul cas où l'on puisse espérer la guérison. Si l'on se trompe, et qu'il y ait épanchement, le traitement est tout au plus inutile et jamais nuisible.

Au reste dans les affections apoplectiques, le diagnostic est toujours extrêmement douteux. Quelle que soit la nature du fluide épanché, les accidens de la compression du cerveau sont les mêmes ; quelquefois un visage pâle et un pouls peu élevé accompagnent un épanchement sanguin, tandis que d'autres fois on voit les accidens extérieurs d'une apoplexie sanguine causés par un épanchement séreux. En sorte qu'il faut non-seulement faire attention aux signes présens, mais aussi se régler sur le tempérament plus ou moins pléthorique, le genre de vie du malade et les accidens tels que vertige, pesanteur de tête, manque de mémoire, etc. qui peuvent avoir précédé l'attaque.

Il arrive qu'une attaque d'apoplexie a lieu à la suite d'un repas, et souvent on ne saigne pas parce que l'estomac est plein, c'est un préjugé dangereux, s'il y a indication de saigner, on peut le faire sans crainte, puis donner l'émétique. Mais souvent l'effet immédiat de la saignée est de causer des nausées, et ensuite un vomissement qui débarrasse l'estomac, dont on ne doit pas regarder la plénitude comme une contre-indication à la saignée.

Ce que je dis de l'usage de la saignée dans l'apoplexie, doit s'entendre de la *para-*

lysie qui en est la conséquence. Lorsque l'apoplexie a en peu d'heures tout son effet, si elle ne tue pas, on doit compter sur la paralysie qui éloigne, au moins pour quelque temps, le danger de la vie. Dans ces cas il est presque toujours nécessaire de saigner ou d'appliquer les sangsues à diverses époques, selon que les symptômes de pléthore indiquent ces évacuations, à moins qu'on n'ait à faire à des vieillards fort affoiblis.

La cause qui produit l'apoplexie n'agit pas toujours dans toute sa force, souvent elle ne donne lieu qu'à une paralysie du bras, de la jambe, ou de la langue; alors la paralysie précède l'apoplexie, au lieu de la suivre, elle en est l'avant coureur, et avec des précautions, on peut quelquefois prévenir l'attaque complète. Dans les sujets pléthoriques, ou seulement médiocrement sanguins, la saignée est indiquée et se pratique presque toujours avant les autres moyens, tels que l'émétique, les purgatifs et les vésicatoires. Dans les cas d'hémorragies habituelles supprimées, l'application des sangsues à l'anus ou à la vulve est de toute nécessité. Quelquefois par l'emploi méthodique des évacuations sanguines combinées avec les autres moyens, on parvient à guérir complétement la paralysie.

La compression des nerfs dans leur origine est la cause prochaine de la paralysie, cette compression est due à l'engorgement des vaisseaux du cerveau, ou à un épanchement dans quelqu'une de ses parties. Lorsqu'il y auroit épanchement, les remèdes indiqués seroient ceux qui feroient cesser la compression par une absorption lente, et si ce n'étoit qu'un engorgement, le traitement seroit le même; ainsi tant que le pouls ou les symptômes l'indiquent, il faut répéter la saignée générale ou locale. On doit faire le même raisonnement que pour l'apoplexie.

Plus la paralysie dure, et plus le malade tend à s'affoiblir; c'est pourquoi, passé les premiers jours de la maladie, on doit être très-réservé dans l'usage de la saignée, et presque toujours préférer les sangsues.

Les accidens qui arrivent aux paralytiques, et qui menacent d'augmenter la cause de la compression du cerveau, sont souvent accompagnés d'un tel degré de fièvre, de tension et de fréquence dans le pouls, qu'on croiroit la saignée indispensable, si l'on n'en jugeoit que par les apparences; mais malgré tous ces symptômes, le malade peut être trop foible et la saignée dangereuse. Un homme de cinquante-trois ans, d'un tempérament fort et sanguin, étoit paralytique du côté droit depuis dix mois, on lui mettoit quelquefois les sangsues à l'anus; on lui en avoit mis trois semaines auparavant à cause du trop de plénitude de son pouls. Dans la nuit il prit une attaque d'oppression convulsive; je le vis le matin, il étoit abattu, avoit le teint jaune et le pouls à quatre-vingts, plus foible que fort. Dans l'après-midi il eut de nouvelles attaques qui allèrent en augmentant de force et de frèquence, avec le visage fort rouge et un état vraiment apoplectique, le pouls battoit entre cent trente et cent quarante, aussi plein et aussi dur qu'on puisse l'imaginer, si je ne l'avois pas vu le matin, je n'aurois pas hésité à le faire saigner; je me contentai d'ordonner trois sangsues à chaque tempe, des vésicatoires aux jambes et une mixture antispasmodique. Le lendemain, contre toute attente, il étoit mieux, mais toujours fort jaune; les évacuans devinrent nécessaires vu la disposition bilieuse que prit sa maladie, comme il arrive toujours à la suite des attaques apoplectiques;

le pouls baissa promptement, et la foiblesse jointe à l'abattement du malade me prouva que j'avois bien fait de ne pas le saigner.

Souvent les enfans viennent au monde sans pouls et sans mouvement; la respiration ne peut pas s'exécuter, et par conséquent ils ne poussent aucun cri, la face est violette, c'est un état apoplectique qui vient d'une trop grande quantité de sang; on y remédie promptement en retardant la ligature du cordon ombilical, et en laissant couler le sang jusqu'à ce que le visage et le reste du corps reprennent leur couleur naturelle, et que la respiration ayant lieu, on soit assuré que la circulation n'est pas arrêtée.

Quelquefois aussi les enfans dans les premiers jours après leur naissance sont dans un état de pléthore presque apoplectique, ce qu'on connoît à l'assoupissement et à la couleur violette de la face, le remède le plus efficace est une sangsue derrière chaque oreille.

Les différens accidens qui arrivent aux enfans, pendant la dentition, indiquent en général un engorgement au cerveau plus ou moins considérable. Ces accidens sont l'assoupissement, les convulsions, les vomissemens, le plus souvent avec la tête chaude et le visage rouge. Une ou deux sangsues derrière chaque oreille sont presque toujours le meilleur moyen de guérir ces symptômes, ou d'aider les autres remèdes employés dans ce but.

On a long-temps cru que les *asphyxiés*, surtout par submersion et par étranglement, mouroient d'apoplexie, mais il paroît que la cause directe de la mort dans les différentes espèces d'asphyxie, est le manque d'air respirable; la respiration étant arrêtée, la circulation ne tarde pas à l'être. La saignée dans ces cas-là doit être pratiquée avec la plus grande circonspection. Si le sujet est connu pour être pléthorique, s'il y a des signes d'engorgement au cerveau, ce que la lividité de la face et le gonflement des veines du cou peuvent faire présumer, on pourra appliquer les sangsues derrière les oreilles, ou faire une très-petite saignée à la jugulaire, d'une à deux onces seulement, et l'on ne doit en venir là que lorsque l'insufflation et les autres moyens usités auront paru commencer à retablir la respiration. La foiblesse indirecte des asphyxiés est sur le point de se changer en foiblesse directe, la mort apparente en mort réelle, une saignée pourroit produire cet effet. On peut ensuite si les accidens consécutifs le requièrent, comme cela arrive assez souvent, saigner plus libéralement quand la circulation est rétablie. N'ayant jamais été appelé à soigner aucun cas très-grave d'asphyxie, je renvoye pour les détails aux auteurs qui ont fait des expériences sur ce sujet, et qui en ont traité expressément (1).

Outre l'apoplexie sanguine et l'apoplexie séreuse, on ne peut en méconnoître une troisième espèce qu'on doit appeler *nerveuse*, dans laquelle on ne trouve point d'épanchement, ni d'engorgement dans le cerveau, mais dont la cause est une affection de quelque viscère comme l'estomac et souvent le cœur, ou seulement un état d'affaissement nerveux. Ces cas sont si promptement mortels qu'on n'a pas le temps d'employer aucune évacuation de sang, qui d'ailleurs nuiroit presque toujours.

---

(1) Voyez la traduction et les extraits d'ouvrages anglois sur ce sujet, par Mr. Odier, l'ouvrage de Fine sur la submersion, la thèse de Mr. Berger, sur l'asphyxie, etc.

Hydrocéphale interne.

C'est ici que se rapporte une maladie grave, maintenant fréquente, ou peut-être plus fréquemment observée qu'autrefois, je veux parler de l'*Hydrocéphale interne*, maladie qu'on ne doit point classer parmi les hydropisies, mais plutôt avec l'apoplexie; on peut l'appeler comme CULLEN, *apoplexie hydrocéphalique.* Elle est plus ou moins aiguë ou inflammatoire; il paroît qu'elle commence toujours par un engorgement sanguin du cerveau, qui se termine par un épanchement de sérosité dans les ventricules, cette liqueur a cela de particulier qu'elle s'évapore complétement sur le feu, sans se coaguler comme les autres sérosités (1). J'ai fait souvent cette expérience.

---

(1) Cela est d'autant plus remarquable qu'elle est fournie par l'exhalation de l'arachnoïde qui est une des membranes séreuses. Voyez BICHAT, *Traité des membranes, de l'arachnoïde*, et surtout l'art. 8, p. 216. DE HAEN, *Rat. medend.* T, 1. p. 218, 230 et 342, remarque d'après ses observations et celles de BELLINOUS et de BOERHAAVE que l'eau des ventricules n'est pas coagulable, même lorsqu'il n'y en a qu'une quantité ordinaire et sans maladie.

Cette maladie est donc originairement un engorgement sanguin dont le cours est plus ou moins inflammatoire , et dont l'épanchement dans les ventricules n'est que la conséquence. Quand sa marche est lente elle commence par des accidens peu considérables pour ceux qui ne la connoissent pas , c'est l'*hydropisie interne du cerveau*, ainsi nommée par WHYTT d'Edimbourg , qui en a donné le premier une description exacte en 1768 , et ne l'a observée que dans des enfans (1) ; elle est presque toujours incurable. Les caractères de cette maladie sont un mal-aise de quelques jours , plus ou moins de douleur de tête et de crainte de la lumière, avec vomissement une ou deux fois par jour, et accélération dans le pouls, c'est la *première période;* dans *la seconde* le vomissement cesse le plus souvent, l'enfant conserve du dégoût et se trouve dans un

(1) *Observations on the Dropsy in the brain.*

On trouve une observation d'hydrocéphale interne dans les *Edinburgh medical Essays*, Vol. III, Art. XXIII, par J. PAYSLEY en 1734 ou 1735, et WHYTT lui-même en cite une de PETIT qui se trouve dans les Mémoires de l'Académie des Sciences en 1718 , mais ce n'est point la maladie qui nous occupe.

état semblable à celui d'une fièvre vermineuse, le pouls devient plus lent que dans l'état naturel, inégal en force et en fréquence; quelquefois il y a des convulsions, ordinairement la pupille est dilatée, et se contracte difficilement à la lumière en faisant des oscillations inégales; on observe souvent une diarrhée verte ou des vomissemens verts, mais ce ne sont pas des caractères essentiels. Dans *la troisième* période le pouls redevient fréquent, et les accidens d'assoupissement et de convulsion, souvent de paralysie, prouvent l'état de compression du cerveau; la pupille est alors extrêmement dilatée, et ne se contracte pas à l'approche de la lumière, ou se contracte par oscillations, et reste dilatée; la conjonctive s'enflamme, et la mort ne tarde pas à s'en suivre (1).

---

(1) Le premier cas cité par MORGAGNI *de Caus. et sedib. morbor. Epist. I. art. 2 et 3*, et observé par VALSALVA est une hydrocéphale interne; mais les cas décrits *Epist. XII*, sous le titre d'hydrocéphale ne sont point la maladie dont il s'agit ici. En général il y a beaucoup de confusion dans les auteurs qui parlent de cette maladie. FOTHERGILL affirme qu'elle attaque rarement les enfans avant l'âge de trois ans, et nous voyons journellement le contraire. Voyez

La durée ordinaire de la maladie est de trois semaines, du moment où les malades gardent le lit; mais il y a beaucoup d'exceptions, et les périodes n'ont pas toujours une marche régulière. Quelquefois elle est très-rapide, alors le passage de la seconde période à la troisième se fait tout-à-coup. J'ai vu dans un enfant de trois ans, le pouls à cent-vingt pendant la première période, tomber ensuite par degré à soixante et dix, et du jour au lendemain, passer à cent-soixante; les deux dernières périodes ne durèrent pas plus de trois jours, et toute la maladie dura environ quinze jours. J'ai vu l'opposé dans un autre enfant qui perdit par degrés l'usage des jambes, de la vue, de l'ouïe et de la parole, ayant quelquefois des attaques de convulsion qui finissoient par un état léthargique, avec les yeux ouverts et la pupille tout-à-fait dilatée. La maladie dura plus de six mois;

Medical observations and inquiries, vol. IV, p. 40. Mr. Odier a donné un très-bon mémoire sur ce sujet parmi ceux de la Société royale de médecine, année 1779, page 194. C'est ce que je connois de mieux depuis Whytt. Je doute seulement qu'à présent il portât le même jugement sur les sangsues.

il y avoit près d'une livre de sérosité dans les ventricules qui étoient extrêmement dilatés : mais quoique l'enfant eût plus de quatre ans les sutures n'étoient pas réunies.

Les urines fournissent deux signes, qui à la vérité ne s'observent pas toujours, mais qu'on peut regarder comme certains, et d'un bien mauvais augure, si on les observe seulement une fois, malgré les apparences les plus favorables ; le premier déjà observé par WHYTT, est un sédiment blanc et égal au fond d'une urine limpide ; le second consiste en points brillans et *micacés* sur la surface de l'urine (1). Et ce qui ne trompe guères, c'est l'*habitus* de cette maladie, et la manière singulière qu'ont les malades de soupirer et de se plaindre.

---

(1) Il paroît que ce sédiment est, au moins quelquefois, déjà tout formé dans la vessie. Un enfant malade d'une hydrocéphale idiopathique dont je voulois observer l'urine, en remplit un verre qui n'eut point de sédiment ; le reste de l'urine, en très-petite quantité, reçu dans un autre vase étoit presque tout de sédiment, dont une partie, en forme de poudre blanche, resta sur le prépuce de l'enfant. Ces deux signes, ou de très semblables, s'observent aussi dans quelques affections catarrhales, sans aucun symptôme qui fasse craindre l'hydrocéphale.

Outre cette hydrocéphale interne idiopathique, nous avons dans ce pays une grande variété de cas dans lesquels l'engorgement sanguin du cerveau se termine par un épanchement séreux dans les ventricules. Souvent c'est la suite d'une chute, ou d'un coup sur la tête, souvent aussi c'est celle d'une maladie éruptive, d'une affection catarrhale, d'une grande frayeur, d'une détermination particulière dans les fièvres.

Quelquefois des fièvres putrides ou malignes qui paroissent guéries deviennent subitement mortelles; à l'ouverture du corps on trouve beaucoup d'eau épanchée dans les ventricules du cerveau, et l'on apprend qu'un an, et même deux ans auparavant, l'enfant avoit fait une chute sur la tête, sans qu'on eût pris aucune précaution contre les suites.

On voit chez les enfans des maladies chroniques du bas-ventre, affecter tout-à-coup la tête; il survient une hydrocéphale interne très-prompte, qui termine en quelques jours une maladie qui auroit pu durer plusieurs mois.

C'est une erreur de quelques auteurs qui n'ont pas écrit d'après leurs propres observations, de croire que dans l'hydrocéphale interne il y a augmentation du volume de la tête ; ce symptôme n'a lieu que par l'écartement des sutures, ou l'accroissement extraordinaire des os du crâne, quand les enfans viennent au monde avec un épanchement déjà commencé dans les ventricules, ou quand l'eau est située au dehors du cerveau et non pas dans les ventricules. Dans ces deux cas les enfans échappent quelquefois pendant plusieurs années aux effets complets de la compression, mais ils sont dans un état d'imbécillité et incapables de se mouvoir. Ils finissent toujours par mourir de bonne heure.

Dans la maladie qui nous occupe, la tête n'augmente point de volume (1), les yeux ne

---

(1) On est surpris de trouver une pareille erreur dans un aussi bon ouvrage que le mémoire de M[r]. Fauchier, *Des Indications de la Saignée*, p. 352.

Il y a aussi quelques exemples de sujets parvenus à un âge assez avancé sans accidens hydrocéphaliques de la vue ou de l'ouïe, et ne manquant point d'intelligence, quoiqu'ils eussent une tête énorme, dans lesquels l'inspection cadavérique a démontré une grande quantité d'eau dans des ventricules prodigieusement dilatés, et même avec les sutures fermées, mais ce sont des exceptions très-rares. D'ailleurs ces cas, et ceux qui sont accompagnés d'imbé-

sont pas plus saillans qu'en santé et les sutures sont réunies aussitôt qu'aux autres enfans; celui même dont j'ai parlé p. 49, et dont le cas fait une exception, n'avoit pas la tête d'un volume extraordinaire.

Plus la maladie est aiguë et plus elle est promptement mortelle, mais aussi plus elle est promptement guérie, ou plutôt prévenue, principalement par la saignée générale ou locale, parce que en saisissant à propos le moment inflammatoire, on en prévient les conséquences. Ordinairement c'est aux sangsues aux tempes qu'il faut avoir recours, c'est un moyen presque sûr de prévenir les suites des chutes ou des coups sur la tête; on doit les appliquer toutes les fois que la secousse a été assez forte pour faire craindre les effets du contre-coup, lors même qu'il n'y a aucun symptôme de maladie immédiat ou promptement consécutif, à plus forte raison si l'accident est suivi de vomissement,

---

cillité, sont des maladies chroniques et sans fièvre, au lieu que la maladie dont nous parlons est aiguë et fébrile. C'est pour bien établir cette distinction que j'entre dans autant de détails.

de défaillance, d'assoupissement ou de mouvemens convulsifs.

Il ne faut pas croire que l'application des sangsues à la suite de coups ou de chutes, ne soit efficace que le premier ou le second jour après l'accident, je l'ai vue réussir au bout de quinze jours, et même de trois semaines. Un enfant de quatre ans fit une chute sur la tête, j'eus occasion de le voir quinze jours après, il avoit encore une très-grande échymose au front, il s'étoit fort bien porté depuis sa chute. La nuit suivante il eut des convulsions, je lui fis mettre des sangsues aux tempes, et le mal n'eut aucune suite, quoiqu'on eût pu s'attendre à une hydrocéphale après ces convulsions, si l'on n'avoit fait aucun remède : j'ai vu plusieurs cas semblables.

L'apparence pâle des enfans ne doit point empêcher de conseiller les sangsues quand on craint l'hydrocéphale, car il suffit d'avoir fait quelques ouvertures de cadavres dans ces maladies, pour être persuadé qu'il existe toujours un engorgement sanguin, et que les enfans ont beaucoup de sang dans la tête malgré l'apparence du contraire.

La quantité des sangsues varie depuis deux

jusqu'à huit, suivant l'âge et la force des enfans. Et l'on doit y revenir si les symptômes qui ont engagé à les appliquer une première fois, ne cessent pas ou reparoissent.

Quand la maladie ne vient pas de chûte, l'application des sangsues est également indispensable, surtout si l'on a quelque raison de croire qu'il n'y a pas encore d'épanchement dans les ventricules. On a regardé la dilatation de la pupille comme un signe d'épanchement ; il est vrai que rarement un malade guérit après ce signe. Et dans les fréquentes inspections cadavériques que j'ai faites dans ces cas, j'ai toujours trouvé l'épanchement.

On a cependant quelques exemples très-rares d'épanchement sans dilatation de la pupille. En général cette dilatation est le signe de l'épanchement ; aussi ai-je vu quelques cas dans lesquels, malgré tous les signes de l'hydrocéphale interne, excepté la dilatation de la pupille, on ne trouvoit après la mort point d'épanchement dans les ventricules. J'ai vu dans des fièvres malignes la dilatation de la pupille suivie d'une mort prompte, alors il n'y avoit pas d'épanchement signifiant dans les ventricules, parce qu'il n'avoit pas eu le temps de se former. Et si l'on a vu très-rarement quelque malade guéri avec la dilatation de la pupille, on peut présumer qu'elle étoit produite par quelqu'autre cause que l'épanchement.

Il résulte de là que tant que ce symptôme ne se manifeste pas, on ne doit pas perdre espérance, et qu'on peut se flatter qu'il n'y a pas d'épanchement. Et que même avec la dilatation de la pupille, on peut et on doit appliquer les sangsues, tant que les symptômes de douleur de tête et de rougeur de la face le demandent, si le pouls n'est pas trop foible. Quelquefois il vaut mieux les mettre au fondement qu'aux tempes quand on veut produire un effet plus général. On ne peut donner des règles précises quand c'est au médecin à se décider selon les circonstances.

L'hydrocéphale interne, quoiqu'une maladie d'enfans, attaque quelquefois les adultes, et se termine également par un épanchement dans les ventricules. Elle a quelque rapport avec une fièvre maligne, mais les symptômes de fièvre maligne proprement dite ne sont pas marqués ; ainsi le pouls est assez naturel quant à la consistance, souvent il est lent avec des violentes douleurs de tête et des vomissemens, le malade n'a pas l'apparence d'abattement, ni le délire sourd des fièvres malignes, même lorsqu'il est sans connoissance; la langue est un peu chargée et humide; ce n'est que sur la fin de la maladie qu'elle a quelquefois la noirceur et la sécheresse qu'on observe dans les fièvres putrides ou malignes. L'invasion est souvent subite, alors les remèdes doivent être très-prompts, les évacuations de sang sont indispensables, et presque toujours c'est très-bien fait de commencer par une saignée du pied. Quand la foiblesse du malade ne le permet pas pour le moment, on employe les sangsues, mais dans la suite de la maladie, lorsque les signes de congestion à la tête sont manifestes, quoiqu'il n'y ait pas de fièvre, et à plus forte raison s'il y en a, la saignée du bras et surtout celle du pied, est un remède nécessaire, sans lequel les autres sont le plus souvent inutiles.

Quelquefois l'invasion n'est pas prompte et la maladie commence par une fièvre peu dangereuse; mais au bout de quelques jours les symptômes d'affection du cerveau se manifestent, comme de voir les objets doubles, de loucher, d'avoir quelques rêveries, de la difficulté à prononcer certains mots, avec le pouls moins fréquent que les premiers jours. Si à ces accidens se joint un des signes de l'urine tel que les points *micacés*, ou le dépôt blanc; on doit craindre l'hydrocéphale, et l'on se trompe rarement; ces cas-là sont même plus souvent mortels que lorsque l'invasion est subite (1).

Nous avons vu plusieurs de ces maladies tendant évidemment à l'hydrocéphale, soit chez les enfans, soit chez les adultes, dans lesquelles après les remèdes ordinaires, tels que les sangsues, les vésicatoires, les émétiques répétés, etc. une forte saignée indiquée par quelque signe marqué de pléthore ou d'inflammation, produisoit un changement sensible en mieux; et quand ce mieux ne continuoit pas, il ne paroissoit pas par la suite que la saignée eût été nuisible en aucune manière.

Je n'ignore pas qu'après plusieurs maladies de la tête, sans symptôme d'hydrocéphale,

---

(1) Ici on peut supposer que l'affection du cerveau a précédé la fièvre.

on a trouvé par l'ouverture des cadavres, de l'eau, même en assez grande quantité dans les ventricules du cerveau. Pourquoi cette eau ne produit-elle pas toujours des symptômes d'hydrocéphale ? c'est ce que je ne prétens pas expliquer. Toujours est-il sûr que dans la maladie dont nous traitons, on trouve dans les ventricules une quantité d'eau plus grande que celle qu'on y observe souvent sans maladie de la tête, ordinairement entre deux et six onces.

L'hydropisie interne idiopathique ne se guérit presque jamais, celle qui vient à la suite de chutes ou de coups est presque toujours prévénue par l'application des sangsues; celle qui est consécutive des fièvres continues se guérit quelquefois ; j'en ai vu plusieurs exemples. Dans ces cas-là aux symptômes ordinaires de fièvre, se joignent ceux de l'hydrocéphale, l'assoupissement, les soupirs profonds, la dilatation de la pupille, et surtout l'*habitus hydrocéphalique*. Alors, aux yeux du médecin expérimenté, les accidens de fièvre bilieuse, putride, ou maligne, sont comme suspendus : il voit les symptômes hydrocéphaliques cheminer au travers de ceux de la fièvre, l'hydrocéphale devient la maladie principale ; c'est contre elle que doivent se diriger tous ses efforts ; et s'il est assez heureux pour la guérir, le malade échappe à la fièvre ; mais s'il meurt, c'est de l'hydrocéphale, et non de la maladie primitive (1).

En 1805 nous avons eu à Genève une maladie qui avoit beaucoup de rapport avec l'hydrocéphale interne, entant que maladie apoplectique, et par l'engorgement du cerveau que démontra l'inspection cadavérique, mais d'une rapidité telle que souvent elle ne duroit que vingt-quatre heures, et même que douze heures. Elle commençoit par des maux de tête atroces, avec des vômissemens de matières vertes. L'émétique (tartrite de potasse antimonié) donné promptement fut le remède spécifique, et l'on peut dire que tous les malades auxquels on ne le donna pas, ou à qui on ne le donna que tard, périrent en moins de cinq jours. Cependant chez les sujets robustes et dans les cas de pléthore, quoiqu'il fallût toujours administrer l'émétique comme le remède essentiel,

---

(1) Ici on peut supposer que la fièvre a précédé l'affection du cerveau.

son effet fut puissamment secondé par la saignée et par les sangsues. Mais vu la rapidité du mal, et la promptitude du soulagement par le tartre stibié, on ne put employer les sangsues qu'après l'effet du vomitif; leur application prenoit trop de temps; si l'on vouloit commencer par tirer du sang, ce ne devoit être que par la saignée. On appela cette maladie, *Fièvre cérébrale maligne non contagieuse* (1). Ce nom de fièvre cérébrale convient aussi à l'hydrocéphale interne, car l'état est fébrile lors même qu'il n'y a pas de fièvre au pouls, et elle est bien différente des fièvres malignes ou ataxiques.

Quand, aux différens signes d'hydrocéphale interne, il manque la dilatation de la pupille, il est à présumer qu'il n'y a pas d'épanchement dans les ventricules. Alors à l'ouverture du corps on trouve souvent une suppuration, ou une substance gélatineuse répandue entre les méninges, qui sont toujours les conséquences d'un état inflammatoire et apoplectique, auquel le traitement de l'hydrocéphale interne est applicable en tout point.

---

(1) Voyez Journal de méd. chirurg. et pharmac. T. IX. p. 164.

Epilepsie.

On regarde ordinairement l'*épilepsie* comme une maladie, sinon incurable, au moins très-difficile à guérir; il est vrai que souvent elle est incurable, probablement alors elle a pour cause un vice organique dans le cerveau. Mais le fait est que plus de la moitié des épileptiques guérissent, la plupart en secret; ceux qui ne guérissent pas restent en témoignage de l'impuissance de l'art.

Il y a presque toujours pléthore générale ou locale dans les cas d'épilepsie, et la saignée ou les sangsues doivent être employées suivant les indications. Les attaques d'épilepsie ayant des symptômes marqués de la compression du cerveau, il est essentiel de diminuer la masse du sang et de le détourner de la tête, et quoiqu'on puisse alléguer contre la dérivation, on ne peut pas méconnoître l'utilité du flux hémorrhoïdal dans certaines affections de la tête. J'ai presque toujours employé les sangsues par intervalles, lorsque j'ai eu à traiter des épilepsies, et je l'ai fait avec succès; leur effet a paru contribuer au bien que produisent les antispasmodiques. Dans les sujets forts et sanguins, surtout les hommes, j'ai presque toujours employé la saignée ou les sangsues, le plus souvent à l'anus, quelquefois aux tempes. J'ai plus souvent conseillé les sangsues pour les jeunes filles qui me paroissent plus sujettes à cette maladie que les jeunes garçons.

Les cas d'épilepsie dans lesquels il n'y a pas de congestion sanguine sont rares. On en a observé quelques-uns, surtout avec une disposition chlorotique. On sent que dans de tels individus la saignée ne peut être que nuisible. Pour que les antispasmodiques puissent agir efficacement, il faut que le corps soit dans un état non pléthorique, de manière que la circulation ait toute sa liberté, mais pas au-delà.

Parmi les différens cas d'épilepsie que j'ai eus à traiter, je citerai seulement le suivant. Une jeune fille de douze à treize ans eut une attaque de convulsion, un soir comme elle venoit de s'endormir; arrivé auprès d'elle, je trouvai l'attaque passée, mais sur ce qu'on me raconta et sur l'état de la malade, je jugeai que ce pourroit être une épilepsie, je prescrivis une mixture antispasmodique;

le lendemain elle étoit tout-à-fait bien; je n'ordonnai rien de plus, parce qu'il m'est arrivé souvent de voir de pareils accidens chez de jeunes filles sans aucune suite. Trois ou quatre mois après, une seconde attaque vint aussi le soir, puis à un intervalle plus court, une troisième; enfin les attaques se rapprochèrent tellement qu'elles finirent par venir toutes les nuits, et qu'on fut obligé de matelasser les côtés du lit de la malade, de crainte qu'elle ne se blessât dans les convulsions. Pendant ce temps-là les règles parurent, et continuèrent à venir régulièrement et en quantité suffisante sans que cela produisit le moindre effet sur le mal; elle eut très-souvent les sangsues à l'anus et aux tempes, souvent et long-temps des vésicatoires, elle prit tous les antispasmodiques connus, long-temps et à haute dose, fut demeurer un an loin de la ville, chez un empirique qui passoit pour guérir ces sortes de maux. Enfin, au bout de quatre ans, elle revint chez elle aussi malade que jamais, et ne faisoit plus de remèdes, lorsqu'ayant rencontré sa mère par hasard, je lui conseillai pour sa fille une forte saignée du pied, sans espérer plus de ce moyen que des autres;

mais comme la malade étoit toujours haute en couleur, ce fut ce qui m'y fit penser; on pratiqua cette saignée, dès lors elle n'a plus eu d'attaques, et s'est fort bien portée, il y a maintenant plus de vingt ans.

Quoique ce soit hors de mon plan, j'ajouterai que les remèdes qui m'ont le mieux réussi dans l'épilepsie avec ou sans *aura*, sont le cuivre ammoniacal, le quinquina uni à la racine de valériane, et les feuilles d'oranger en poudre. Les autres médicamens les plus vantés n'ont pas eu le même succès entre mes mains; je n'ignore pas que d'autres médecins ont été plus heureux.

L'Hystérie et les autres affections nerveuses analogues, peuvent se placer après l'épilepsie, quoique ne tenant pas aux mêmes causes; nous n'avons qu'un mot à en dire, car la saignée leur est en général plus contraire que favorable. Il peut cependant être nécessaire d'ouvrir la veine dans une attaque d'hystérie accompagnée d'un état violent d'oppression ou de léthargie prolongée, dans des sujets pléthoriques; mais ces cas sont rares. Quant à *la danse de St. Guy* pour laquelle quelques auteurs conseillent la saignée, elle n'attaque que les jeunes gens, plutôt les filles que les garçons. J'ai eu plusieurs fois occasion de la traiter, toujours avec succès, par les antispasmodiques, et je n'ai jamais employé la saignée.

Ophthalmie.

L'organe de la vue est si précieux, et les conséquences de l'inflammation de cette partie sont si graves, que la première indication dans l'*ophthalmie* est d'en arrêter les progrès. Si la maladie paroît grave, si le sujet est fort et sanguin, la saignée générale du bras ou du pied doit être d'abord pratiquée, et ensuite les sangsues doivent être appliquées aussi souvent que les symptômes le demandent, autour de l'œil, et en nombre plus ou moins grand, suivant le besoin. Le soulagement que le malade éprouve doit servir de règle pour la répétition du remède. Dans les ophthalmies chroniques, il y a de temps en temps des momens aigus qui exigent une évacuation de sang, et lors même qu'il n'y a pas dans le mal d'augmentation bien marquée, l'engorgement des vaisseaux oblige à répéter le remède. Une femme de plus de cinquante ans, qui avoit déjà perdu un œil, ne conserva l'autre après une saignée copieuse du bras et une du pied, que par l'application réitérée des sangsues au nombre de trois, ou de deux, et quelquefois seulement d'une. A chaque fois l'engorgement sanguin diminuoit et l'œil alloit mieux, mais les vaisseaux ne tardoient pas à s'engorger de nouveau ; et ce ne fut qu'après la dix-septième application de sangsues autour de l'œil que le mal céda aux remèdes.

On peut toujours paroître guérir une ophthalmie à force de saignées et de purgations, mais pour que le mal soit véritablement guéri, il faut qu'il ne revienne pas après cet épuisement factice. Ceci me rappelle un oculiste qui réduisit un malade à un état de chlorose et de foiblesse tel qu'il pouvoit à peine se soutenir. « A présent, dit-il, j'ai guéri les yeux, c'est au médecin à guérir le corps » ; mais avec la santé du corps le mal des yeux ne tarda pas à revenir.

Souvent l'ophthalmie dépend d'un principe rhumatismal ou goutteux, ou de quelque disposition éruptive; dans ces cas-là le traitement local est inutile, si l'on n'y joint pas un traitement général et constitutionnel.

Dans les cas d'engorgement de la conjonctive, on ouvre les vaisseaux variqueux avec la lancette ou le bistouri, mais ce procédé demande beaucoup de dextérité et de précaution; il présente cependant moins d'inconvéniens que le pinceau fait avec des barbes d'épis d'orge ou de seigle qu'on a employé quelquefois.

Inflammation de l'oreille.

L'inflammation de l'oreille est ordinairement accompagnée de douleurs très-vives, et tend à la suppuration qui, le plus souvent, soulage la douleur. S'il y a de la fièvre avec de la chaleur et un pouls dur, la saignée est indispensable, et quand les symptômes d'inflammation sont violens, on doit la répéter jusqu'à ce qu'ils soient appaisés; il faut ensuite appliquer des sangsues autour de l'oreille. Cette saignée locale suffit lorsqu'il y a peu de fièvre; souvent chez les enfans la maladie, quoique fort douloureuse, est si courte qu'il n'y a pas besoin d'évacuation de sang.

Inflammation de la langue.

Je n'ai vu qu'un cas d'*inflammation de la langue*, mais il fut très-grave par la négligence du malade. C'étoit un homme de vingt-cinq ans, son mal avoit commencé par une douleur à la langue, dont la violence alla en augmentant par degrés, avec beaucoup d'enflure de la partie affectée, au point que lorsque je le vis, au bout de huit jours de maladie, la langue, dont la moitié au moins sortoit de la bouche, la remplissoit toute entière, et rendoit la déglutition absolument impossible; la respiration étoit fort gênée, le visage violet, et les yeux sembloient sortir de la tête, en un mot le malade étoit prêt à suffoquer; il n'avoit fait que des remèdes insignifians. Il fut cependant guéri assez promptement par une forte saignée, des sangsues appliquées au cou et à la langue, et des lavemens purgatifs.

On doit essayer l'application réitérée des sangsues dans une maladie affreuse, le cancer de la langue. J'en ai vu un cas qu'elles ne guérirent pas, mais qu'elles soulagèrent pendant un certain temps.

Ce traitement s'applique à tous les ulcères rebelles, dans lesquels l'emploi des sangsues mises autour du mal, aide beaucoup l'effet d'autres remèdes.

CHAPITRE III.

Maladies de la poitrine.

Angines.

Les *angines* inflammatoires demandent toutes le même traitement; ce n'est que sur la violence des symptômes qu'on doit se régler pour l'abondance et la répétition des évacuations de sang, lorsque la rougeur de la face, la dureté du pouls, et surtout la difficulté de la respiration, menacent d'une terminaison fatale. Les saignées doivent être copieuses et répétées à courts intervalles, jusqu'à ce que la violence des accidens soit abattue. Lorsque la suffocation paroît imminente, il faut recourir à la saignée de la jugulaire, ou à la scarification des amygdales, si leur tuméfaction est considérable.

Les angines qui ne sont pas directement inflammatoires, mais qui sont seulement produites par un engorgement catarrhal, ou même les angines malignes, demandent un usage modéré de la saignée, ou plutôt des sangsues, lorsque les accidens sont assez grands pour faire craindre l'inflammation ; mais ici l'évacuation du sang n'est que le remède des symptômes, et ne fait pas l'essentiel du traitement. Nous ne connoissons pas dans ce pays l'angine maligne, *cynanche maligna*, comme une maladie *sui generis*, mais seulement, et pas fréquemment, comme un symptôme de la scarlatine qui demande la saignée au commencement, dans les sujets jeunes et vigoureux, et presque toujours l'application des sangsues ; en observant que je parle des maladies de notre pays, qui ont beaucoup plus fréquemment un tendance à l'inflammation qu'à la malignité. Mais le médecin devra faire attention que plus il craint une tournure maligne, plus il doit employer promptement la saignée ou les sangsues, s'il les juge convenables, afin de prévenir le moment où la maladie pourroit ne pas supporter un remède affoiblissant.

Angine Tonsillaire.

Dans l'*angine tonsillaire*, s'il y a beaucoup de fièvre, il faut saigner du bras; s'il y a peu de fièvre, il vaut mieux mettre les sangsues au cou. Et si l'inflammation est considérable, on saigne d'abord du bras, ensuite on applique les sangsues, et l'on répéte ces évacuations selon le besoin. Quand la rougeur est générale dans le gosier, et que les amygdales des deux côtés paroissent également affectées, sans tumeur remarquable, ordinairement la saignée, avec ou sans les sangsues, suffit pour opérer une résolution. Mais quand le mal paroît fixé dans un point, qu'un côté est fort engorgé, et que l'autre ne l'est pas, c'est un signe que l'inflammation tend à la suppuration, et qu'elle finira par un abcès.

Avec cette disposition, quand on a tiré assez de sang, on peut encore espérer d'éviter l'abcès en donnant le tartre stibié qui souvent occasionne un dégorgement favorable, au moyen duquel le malade est délivré en deux ou trois jours, au lieu de l'être le cinquième, terme ordinaire de la rupture de l'abcès, toujours précédée de grandes souffrances.

Si, malgré tous ces moyens, ou même si sans les tenter, on voit manifestement que la maladie ne pourra se terminer que par la suppuration, tous les remèdes qui peuvent en retarder la marche sont inutiles, ou même nuisibles; il faut abandonner le tout à la nature, et attendre que l'abcès s'ouvre de lui-même, terminaison plus favorable et plus courte que lorsqu'on fait l'ouverture par l'instrument. Il y a des personnes sujettes à des angines tonsillaires par intervalles plus ou moins longs, et qui savent par expérience qu'elles ne peuvent pas éviter l'abcès. Dans ces circonstances il n'y a rien à faire qu'à favoriser la crise naturelle; cependant pour les sujets pléthoriques et lorsque la fièvre est très-forte, il convient de saigner quand même on prévoit qu'on ne pourra pas empêcher la suppuration; il ne faut pas risquer une trop forte inflammation, ni un abcès trop considérable, tel qu'il auroit été si l'on n'avoit pas saigné, comme je l'ai vu arriver quelquefois. Un homme robuste d'environ quarante ans, sujet à des angines tonsillaires, pour lesquelles il se faisoit toujours saigner, sans jamais éviter la suppuration, voulut dans une de ces attaques, se passer de la saignée; il en résulta, outre la suppuration des amygdales, un abcès profond et très-douloureux, qui nécessita une ouverture sous le menton. Il est plus probable que s'il se fût fait saigner, il en auroit été quitte pour l'abcès d'une amygdale dont l'issue accoutumée avoit toujours été prompte et heureuse.

Je n'ai jamais vu d'angine tonsillaire terminée d'une manière funeste, jamais même cette maladie ne m'a donné d'inquiétude pour la vie du malade, quoique j'en aie vu des cas très-violens; cependant elle peut être accompagnée de beaucoup de danger, lorsqu'une fois elle va jusqu'à attaquer fortement la respiration (1).

Quelquefois quand une amygdale a abcédé, celle du côté opposé s'enflamme, et menace

(1) Voyez le récit très-intéressant d'un cas grave d'angine tonsillaire prête à devenir fatale par la suffocation, guérie par la laryngotomie et le traitement le plus judicieux. *Discours prononcé par le prof.* Raggi à la Faculté de médecine de Pavie. Journal gén. de méd. T. XLV. p. 318.

d'un nouvel abcès ; les indications et le traitement sont les mêmes que pour la première.

Il y a des cas prolongés dans lesquels le malade, évidemment menacé de suppuration, n'a pas assez de fièvre pour faciliter cette terminaison, et où cependant la résolution ne s'opère pas. Une saignée nuiroit, il faut chercher à exciter la fièvre ; et je me souviens d'avoir conseillé pour un tel malade une promenade en voiture et une bouteille de vin au retour ; la nuit il y eut de la fièvre, et le lendemain l'abcès perça.

Angine trachiale ou Croup.

Le *croup* est une maladie essentiellement inflammatoire, et tendant à la suppuration, avec cette singularité que l'inflammation produit le plus souvent une membrane particulière dans la trachée-artère, et non un abcès ou dépôt dont l'ouverture, soit naturelle, soit artificielle, puisse sauver le malade par l'évacuation du pus. Cette membrane une fois formée la maladie est ordinairement mortelle. C'est seulement par la résolution de l'inflammation qu'elle peut se terminer heureusement, avant la formation de la membrane ; et comme sa marche est des plus rapides, les évacuations de sang doivent être promptes. Il faut prévenir la maladie, puisqu'il est bien rare de la guérir quand elle est une fois décidée.

Le croup attaque presque toujours les enfans, très-rarement les adultes. Pour les enfans la saignée locale suffit le plus souvent, et les sangsues appliquées au bas du cou, un peu au-dessus de l'articulation des clavicules, réussissent ordinairement. Le nombre doit répondre à l'âge et à la force du sujet; il en faut deux ou trois à un enfant d'un an ou de dix-huit mois, quatre dans un âge plus avancé, rarement plus de huit, car si l'on est obligé d'aller au-delà, il vaut mieux faire une saignée du bras.

Quand le mal paroît très-violent, que la fièvre est forte, l'enfant robuste et au dessus de six ans, il vaut mieux commencer par tirer du bras six à huit onces de sang, et mettre ensuite les sangsues au cou, si le mal ne diminue pas assez. Si au bout de douze heures après ces évacuations, la fièvre ne s'abat pas, et surtout si la gêne de la respiration continue, on doit remettre au cou quelques sangsues. On sent qu'on ne peut pas donner de règles fixes et que c'est l'expérience et le tact du médecin qui doivent décider de la quantité de sang qu'il faut tirer. En général pour la réitération des sangsues, on doit moins se régler sur le pouls que sur la gêne locale de la respiration. Les anciens ont employé dans les esquinancies les scarifications et la saignée des veines jugulaires; les sangsues remplacent avantageusement ces moyens, surtout pour les enfans.

Il arrive que les sangsues même appliquées plusieurs fois, et procurant d'abondantes évacuations, ne produisent pas un soulagement suffisant. Dans ces cas-là on auroit dû commencer par la saignée, et il est prudent de la faire quoique tard, car on ne peut pas savoir si la membrane est formée, ou seulement commencée, ni à quel point elle peut l'être, ni si ce n'est point une de ces exceptions dans lesquelles il n'y a point de membrane. Je vis en consultation un enfant de six ans, malade du croup pour lequel on avoit employé les remèdes les plus convenables, et surtout beaucoup de sangsues, il étoit dans un état violent de suffocation, et avoit encore assez de fièvre pour être saigné hardiment, c'étoit le quatrième et peut-être le cinquième jour de la maladie ; une forte saignée du bras le soulagea sur le champ; certainement la membrane n'étoit pas formée.

Quant à l'opinion de quelques médecins que cette maladie n'est pas inflammatoire, et qu'en conséquence l'on peut et l'on doit se passer de la saignée, l'expérience constante que nous avons de l'efficacité et de la nécessité de ce remède, prouve évidemment qu'ils sont dans l'erreur : j'ose affirmer, au moins *pour ce pays*, qu'on ne guérit jamais un croup complet sans évacuation de sang, et que s'il arrivoit qu'on en guérit un sans ce moyen, on peut être assuré qu'il n'auroit pas nui, si l'on avoit commencé par l'employer. Autant vaudroit-il dire que la pleurésie n'est pas une maladie inflammatoire, parce qu'il y a quelques cas extraordinaires de pleurésie guérie sans saignée. D'ailleurs tous les bons auteurs qui ont traité du croup dans les pays où règne cette maladie, sont d'accord sur ce point, et la plupart des cas de croups mortels qu'ils rapportent sont ceux des malades qui n'ont pas été saignés, ou qui l'ont été trop tard.

On ordonne presque en même temps la saignée, le vésicatoire, et le vomitif, mais souvent la saignée, ou les sangsues seules ont arrêté sur-le-champ des croups qui commençoient à devenir très-graves, avant que le vésicatoire eût été appliqué, ou qu'il eût eu le temps d'agir, et sans qu'on donnât le vomitif.

Une raison pour laquelle plusieurs médecins se refusent à regarder le croup comme une maladie inflammatoire, c'est que, surtout dans Paris, ils ne sont appelés que tard et qu'ils voient rarement la première, ou même la seconde période de la maladie, et qu'alors les évacuations de sang ne présentent plus la même chance de réussite.

L'absence de la douleur est une singularité bien remarquable, et que je n'entreprendrai pas d'expliquer; mais la fièvre, la suppuration, la couenne du sang, et la guérison par la saignée seule, suffisent pour prouver la nature inflammatoire de la maladie.

Sans entrer dans une plus longue discussion sur ce sujet, je demanderai seulement pourquoi dans les dix ou douze premières années de ma pratique, quand j'ai été appelé assez à temps, les malades que j'ai guéris du croup l'ont été sans avoir pris de vomitif, et sans rejeter aucune portion de membrane? Pourquoi la saignée ou les sangsues ont toujours fait disparoître tous les accidens au bout de douze ou de vingt-quatre heures, quoique les symptômes du croup fussent bien marqués? N'est-ce pas parce que la formation de la membrane a été prévenue? Et si l'évacuation du sang a été le seul remède employé, ne doit-on pas croire que cette membrane et cet épaississement du *mucus*, qu'on s'obstine à regarder comme des circonstances essentielles à la maladie, tiennent à une diathèse inflammatoire?

Le 9 Janvier 1771 une fille âgée de dix ans, enrhumée depuis quelques jours, s'étant mise au lit à sept heures du soir, se réveilla une heure après dans un état de suffocation très-violent, et faisant en respirant le bruit particulier au croup. Je fus appelé sur-le-champ, elle avoit beaucoup de fièvre; je fis appliquer des sangsues au cou et un vésicatoire entre les épaules, elle fut guérie le lendemain.

Le 15 Décembre 1785, une fille âgée de huit ans qui étoit en parfaite santé, sans rhume, ni aucune affection catarrhale antérieure, eut tout-à-coup à quatre heures du soir, la respiration si gênée, qu'on crut qu'elle alloit suffoquer. Je ne la vis qu'à sept heures, elle étoit assise sur son lit, avec tous les muscles du cou excessivement tendus, la respiration longue et sifflante, et un état de suffocation semblable à un violent accès d'asthme, avec le pouls petit et serré, en un mot comme sont les malades à la fin d'un croup sans espérance. On lui appliqua sur-le-champ huit sangsues au cou, et un grand vésicatoire entre les épaules; le mieux fut marqué à onze heures, à minuit elle étoit guérie.

Dans ces deux cas il n'y eut point d'expectoration de membrane, et l'on ne peut attribuer un effet si grand et si prompt qu'à l'évacuation de sang; les vésicatoires n'agissent pas si promptement. D'ailleurs plusieurs médecins moins craintifs que moi, attendent de voir l'effet de la saignée ou des sangsues, avant que d'ordonner le vésicatoire, et souvent n'en ont pas besoin, non plus que du vomitif. J'ai vu plusieurs fois dans des enfans qui avoient déjà eu le croup, que des attaques subséquentes, quoique très-violentes, ont été guéries sans vésicatoire, uniquement par les sangsues; le premier traitement ayant prouvé que le vésicatoire avoit pu être superflu.

Les cas dans lesquels on pourroit se passer de sangsues et de vésicatoire, sont ceux dont on aperçoit le tout premier commencement, en donnant promptement l'émétique et d'abord après un bain chaud; par ce moyen on prévient l'inflammation et l'on empêche la formation de la membrane, mais ces cas sont excessivement rares, puisque le plus souvent les premiers symptômes de l'invasion qui a eu lieu dans la nuit, ne sont pas aperçus, et que ce n'est que l'attaque de la seconde nuit qui fait penser au croup; alors il est trop tard pour se passer d'une évacuation de sang. Cet heureux effet de l'émétique ne peut guères avoir lieu que dans les familles où plusieurs exemples de croup ont tellement éclairé sur la marche de cette maladie, qu'on la reconnoît dès les premiers et les plus légers signes. J'ai vu deux fois le croup prévenu par l'émétique donné plusieurs matins de suite; et j'ai vu dernièrement chez un enfant qui a eu plusieurs fois cette maladie, et dont les parens la connoissent très-bien, une attaque bien marquée arrêtée complétement par le tartre stibié donné à deux reprises, chaque fois suivi d'un bain chaud, sans sangsues ni vésicatoire. Au reste l'expérience prouve qu'il n'y a pas d'inconvénient à commencer par donner le vomitif avant que d'appliquer les sangsues (1).

Angine laryngée.

C'est *l'angina vera græcorum*, décrite par HIPPOCRATE. Il paroît que le siège du mal est à la glotte, au lieu que dans le croup il est particulièrement dans la trachée-artère. Dans l'*angine laryngée* il y a une douleur très-vive qui n'existe pas dans le croup, ce qui, quelle qu'en soit la raison, fait une différence essentielle.

Cette maladie est très-rare à présent. Les cas qu'on en cite ont tous été mortels; mal-

(1) Il a paru plusieurs ouvrages sur le croup, d'après lesquels on ne peut se refuser à croire qu'il y en a des espèces ou des variétés beaucoup plus muqueuses et spasmodiques que celles que nous observons ici, dans lesquelles on peut guérir sans évacuations de sang; ou ne pas sauver les malades malgré ces évacuations. Mais je ne veux parler que des maladies qui règnent dans ce pays, et l'expérience ne nous permet pas de douter que chez nous le croup ne soit une maladie inflammatoire.

Voyez pour plus de détails le mémoire que j'ai publié sur cette maladie, chez J. J. Paschoud, Impr. Libr. à Genève, et à Paris, rue Mazarine N. 22.

gré les saignées promptes, copieuses et répétées, les malades ont péri suffoqués. Il paroît que c'est vraiment dans cette espèce particulière d'angine; qu'on pourroit espérer quelque succès de la trachéotomie, pourvu qu'on la pratiquât dans les premières vingt-quatre heures, et en supposant, comme cela est très-probable, que le mal étant seulement à la glotte, et l'opération ayant lieu au-dessous, dans la trachée-artère, on auroit l'espérance de gagner du temps, et de calmer l'inflammation par les saignées et tout le traitement antiphlogistique (1), au lieu que dans le croup, par cette opération qui paroît soulager pour un temps, on n'empêche pas la membrane de se former de nouveau quoiqu'on en ait enlevé une partie, ce qui fait que le malade périt malgré l'opération.

Angine œsophagienne.

Dans *l'angine œsophagienne*, qui ne diffère de la *pharyngée* que par le siège qui est plus bas, les accidens violens et inflam-

(1) Voyez les mémoires de Louis sur la *Bronchotomie*, et les corps arrêtés à la gorge. Mém. de l'Acad. royale de Chirur. T. XII.

matoires qui empêchent la déglutition demandent des évacuations de sang promptes et abondantes, comme dans les autres angines inflammatoires.

Il y a une variété d'angine œsophagienne dont je n'ai vu que peu de cas, c'est une inflammation intérieure de l'œsophage, mais les symptômes inflammatoires ne sont pas très-violens, et la déglutition n'est pas très-gênée. Le caractère qui la distingue est une douleur comme d'écorchure sous le sternum, tout le long de l'œsophage, qui augmente en avalant jusqu'à ce que les alimens soient parvenus dans l'estomac; cette douleur est souvent assez vive, elle est accompagnée de fièvre et doit se ranger parmi les phlegmasies. Les boissons adoucissantes, telles que le lait, l'orgeat, la crême de riz, soulagent la douleur, ce qui prouve que le siège du mal est dans la tunique interne de l'œsophage. Mais le remède essentiel est la saignée qui a toujours guéri complétement le petit nombre de malades de ce genre que j'ai eus à traiter.

Le *squirrhe* de l'œsophage est bien connu, il est probable que quelquefois il doit son origine à l'angine œsophagienne dont on a méconnu, ou mal traité la période inflammatoire. Cette maladie est ordinairement accompagnée de fièvre et par conséquent indique la saignée ; mais la simple possibilité qu'elle produise un squirrhe doit engager à saigner, lors même qu'il n'y a pas de fièvre, si la douleur n'est pas calmée par les adoucissans.

Inflammation de poitrine.

Les maladies inflammatoires de poitrine proprement dites, demandent d'autant plus la saignée, que le poumon reçoit dans un temps donné la même quantité de sang que le reste du corps ; c'est pourquoi la respiration est toujours affectée dans la fièvre par la seule accélération de la circulation.

L'inflammation de poitrine ou *pneumonie* peut se diviser en trois espèces, ou plutôt en trois variétés, suivant le siège présumé.

1.° La *pleurésie* ou inflammation de la plèvre, *pleuritis exquisita*, *vraie pleurésie*, est une maladie rare. Le pouls est dur, et le point de côté si douloureux que les malades ne peuvent presque pas tousser, les crachats sont teints de sang, mais quand le spasme est très-violent, il n'y a pas de sang dans les commencemens; souvent les crachats ne sont qu'écumeux pendant tout le cours de la maladie.

Les saignées doivent être copieuses et fréquentes, la seconde pratiquée au plus tard quatre heures après la première, les autres presque aussi rapprochées, jusqu'à ce que la violence du point diminue, alors on les éloigne, mais on les continue jusqu'à ce que la douleur cesse ou que la fièvre ait beaucoup baissé.

2.° *Péripneumonie.* Inflammation du parenchyme du poumon sans affection de la plèvre. *Peripneumonia vera.* Cette maladie est rare aussi; il n'y a pas de point de côté, mais un poids sur la poitrine, et une difficulté de respirer, qui diminuent après la saignée, et qui augmentent à mesure qu'on s'éloigne de ce moment. Le pouls n'est pas si dur que dans la pleurésie ou dans la pleuropéripneumonie; mais il n'est pas vrai, comme des auteurs le disent, qu'il soit constamment mol; le plus souvent il ne l'est pas; les crachats sont teints de sang. On doit pour les saignées se régler sur la difficulté de respirer.

3.° *Pleuropéripneumonie.* Cette maladie fréquente étoit regardée comme composée des deux précédentes quand on bornoit la pleurésie à la plèvre seule ; on conçoit qu'il est difficile que la plèvre soit affectée sans que le poumon le soit, et que le poumon soit affecté sans que la plèvre ne le soit aussi. Dans le fond les trois maladies coïncident, et le traitement est le même pour toutes, seulement les saignées sont moins pressées dans les deux dernières que dans la première. Le siège de l'inflammation n'est pas toujours exactement circonscrit, comme on le supposoit suivant l'ancienne division, et l'inspection cadavérique a souvent fait voir la pleurésie produite par l'inflammation du poumon, sans celle de la plèvre ; rarement l'inflammation de la plèvre seule. J'ai même observé des cas où l'inflammation avoit lieu dans le côté opposé à celui où avoit été le point. Ces différences dans le siège du mal ne sont d'aucune conséquence pour la pratique de la saignée.

La saignée étant le remède essentiel dans toutes les variétés de pneumonie, il est fâcheux de ne pas l'employer dans les premières vingt-quatre heures ; ordinairement deux saignées par jour suffisent, quand le mal est violent il en faut trois et même quelquefois plus, mais cela est très-rare. Quand il paroît diminuer, c'est-à-dire quand la fièvre baisse et que l'expectoration devient facile, même avec les crachats teints de sang, et que le point de côté est moins fort, on ne doit plus saigner qu'une fois par jour, préférablement le soir, c'est le moment du redoublement. Et si le malade est d'un tempérament foible ou avancé en âge, on ne saigne plus du tout. Trois ou quatre saignées suffisent, il est rare qu'on aille jusqu'à huit; mais j'entens des saignées de dix à douze, et même de quinze onces. Après les quatre premières il ne faut pas les faire si fortes, mais seulement de huit à dix onces.

Dans tout ce que je dis ici, je ne parle que d'après mon expérience. Je n'ai jamais vu qu'il soit résulté de ces saignées faites suivant des indications bien fondées, la foiblesse, ni les suites fâcheuses dont plusieurs auteurs nous menacent. J'ai pu voir encore bien portans au bout de dix, de vingt, et même de trente ans, des individus qui avoient été saignés six à huit fois dans des maladies inflammatoires (1).

On doit se régler pour la saignée plutôt sur la respiration que sur aucun autre signe; si le pouls est encore dur, et que la respiration soit dégagée, il ne faut pas se presser de continuer les saignées, lorsqu'on en a déjà fait deux ou trois; mais si la respiration ne se dégage pas, lors même que le pouls seroit foible, cela ne doit pas empêcher de saigner avec précaution, en se réglant sur la consistance du sang et sur les autres circonstances de la maladie, en soutenant les forces d'ailleurs par l'éther, le camphre, les vésicatoires, etc. La règle de ne pas saigner après

(1) Comme les ouvrages de TISSOT sont entre les mains des jeunes médecins, je crois devoir les prévenir contre une assertion dont tous les praticiens reconnoîtront le peu de fondement. Dans son traité *De Febre biliosa Lausannensi*, qui est d'ailleurs un très-bon ouvrage, il dit p. 154. *In ipsis morbis inflammatoriis post unam alteramve venæsectionem, tertiam ad summum, quicquid sanguinis ultra aufertur morbum plerumque incurabilem efficit*, suivent deux ou trois pages de déclamations contre la saignée, démenties par l'expérience journalière, et par TISSOT lui-même dans son *Avis au peuple*.

le quatrième jour n'est plus admise par les vrais praticiens ; on doit saigner quand les circonstances le demandent, dans tous les jours de la maladie.

Ordinairement il se fait le septième jour une crise par les sueurs ; c'est le jour critique le plus marqué que nous ayons dans ce pays, et plus particulièrement critique pour les inflammations de poitrine qu'aucun jour pour les autres maladies. Passé ce moment, dans les cas simples quoique violens, lorsqu'on a saigné suffisamment et assez tôt, la fièvre et tous les accidens cessent ; et le malade marche promptement vers la convalescence. Cette transpiration abondante n'est critique que pour ce jour-là, car lors même qu'il y a des sueurs les jours précédens, elles ne font point crise, quoiqu'en général elles vaillent mieux qu'une chaleur sèche.

C'est le cours des inflammations de poitrine qui commencent par un frisson marqué, et dans lesquelles il est aisé de compter les jours, parce que l'invasion est parfaitement distincte, mais dans les cas de pneumonie secondaire, quand une cause rhumatismale, par exemple, qui a commencé par affecter quelque autre partie, se porte ensuite sur la poitrine, le jour précis de l'invasion n'est pas marqué, et le terme du traitement varie. C'est ce qui est arrivé dernièrement à une jeune fille de dix-huit ans chez qui la maladie commença par une douleur de rhumatisme aux pieds, avec une enflure douloureuse des chevilles; le mal quitta les articulations, et se porta à la poitrine, la malade peu sanguine fut saignée trois fois du sixième au septieme jour depuis le commencement du rhumatisme; une transpiration abondante calma la fièvre et diminua les douleurs; mais la crise fut imparfaite, la gêne de la respiration resta la même, et la fièvre continua, quoique diminuée; elle augmenta ensuite au point que du treizième au quatorzième jour, on fut obligé de faire encore deux petites saignées, quoiqu'elles parussent contraires à l'état d'une malade très-foible, et menacée d'épanchement dans la poitrime. Je n'entrerai pas dans le détail des autres moyens employés ensuite pour combattre le rhumatisme; il y eut de petites crises partielles par la transpiration et par les urines; la poitrine se dégagea par degrés mais lentement. C'est là une différence entre les inflammations rhumatismales et les inflammations pures, dans lesquelles la saignée est le remède direct et principal.

La crise par les sueurs est quelquefois remplacée ou complétée par une éruption miliaire, ou par les aphthes, cela arrive surtout quand le siège de l'inflammation varie.

Une jeune fille de quatorze ans, d'une taille mince et élancée, qui n'étoit pas encore réglée, avoit eu trois ans auparavant une violente attaque de douleur de tête avec assoupissement et vomissement, qui fut guérie promptement par les sangsues aux tempes, l'émétique et les vésicatoires.

Le 5 avril 1807, elle eut de nouveau un violent mal de tête accompagné de maux de cœur; une solution stibiée qui la fit vomir abondamment, la guérit sur le champ.

Le 9 elle fut successivement exposée au chaud et au froid.

Le 10, elle tomba malade le matin avec un frisson, de la fièvre, et un point du côté droit. A deux heures après midi, violente douleur de tête, mal de cœur, et presque pas de point de côté. *Six sangsues aux tempes et une solution stibiée.* Le soir après avoir bien vomi, la douleur de tête avoit beaucoup diminué, plus de point de côté, pouls cent quatre.

Le 11, le point de côté commença à se faire sentir à deux heures du matin, avec la douleur de tête, le visage étoit fort rouge, le pouls à cent dix, pas trop fort, les crachats légèrement teints de sang; on fit une *saignée de huit onces*, dont le sang fut couenneux, et qui diminua beaucoup le point de côté et la douleur de tête: la malade fut mieux pendant deux heures, ensuite la douleur revint avec du délire. Le soir la douleur de tête étoit comme le matin, mais l'apparence de la malade étoit meilleure, il n'y avoit pas de point de côté et la toux étoit peu de chose.

Le 12, nuit inquiète sans délire, ni mal de tête, ou de côté. Dans la matinée il vint des maux de cœur, et depuis midi des vomissemens verts très-abondans, avec de grandes douleurs de ventre qui n'augmentoient pas par la pression, le ventre étoit très-mol, pouls cent vingt, les crachats un peu rouges.

Le vomissement dura jusqu'à six heures et cessa de lui même. La douleur de ventre fut fort diminuée à la suite d'un *lavement émollient.* A dix heures du soir le mal de tête étoit plus fort, mais il n'y avoit plus ni mal de ventre, ni point de côté, les crachats étoient rougeâtres et cuits, le pouls à cent quatre, mol. J'avois annoncé qu'on saigneroit le soir, et rien ne marquoit qu'on en eût besoin ; mais à onze heures le point de côté revint et dura toute la nuit.

Le 13, à sept heures du matin, le pouls étoit à cent quatre, *on répéta la saignée*, à dix heures le pouls étoit à cent dix, plus fort qu'auparavant, la douleur du ventre étoit revenue. A neuf heures du soir, le point de côté, la toux et le mal de tête étoient revenus avec beaucoup d'angoisse, *on saigna pour la troisième fois.*

Le 14, la douleur de la poitrine et celle de la tête continuoient ; vers midi il y eut un redoublement marqué, quoique le pouls ne fût qu'à cent six. Sur les trois heures il vint de l'assoupissement, un peu de délire, et une douleur très-forte au front, et moindre dans la poitrine, le pouls à cent six, mol, le visage moins rouge que dans le redoublement. *Six sangsues aux tempes et les vésicatoires aux jambes.*

Le 15, tout ce jour fut meilleur, il y

eut le matin du sommeil sans mal de tête, à quatre heures après midi un redoublement marqué par la rougeur du visage et la chaleur de la peau, sans accélération dans le pouls. La langue devint aphtheuse, et il sortit des aphthes sur tout le voile du palais.

Le 16, les aphthes continuèrent.

Le 17, maux de ventre et inquiétude, pouls à cent quatre, fort; redoublement marqué par une respiration précipitée, les urines n'avoient ni nuage, ni sédiment; le soir le pouls étoit à quatre vingt-seize.

Le 18, nuit inquiète, beaucoup de douleur de ventre tout le jour, jusqu'à sept heures; alors commença une toux continuelle, avec douleur de poitrine et la respiration gênée; langue très-rouge dépouillée d'aphthes, il en restoit un peu au gosier, pouls le même. Je prescrivis une mixture avec le succinate d'ammoniaque, regardant cet accident comme nerveux.

Le 19, beaucoup de foiblesse, pouls à soixante et douze. Dès ce moment la maladie a été finie.

Cette maladie, par la singularité de sa marche, m'a paru mériter ces détails; je la considère comme ayant été au fond une pleurésie, ou une pleuroperipneumonie jugée par les aphthes qui ont duré depuis le milieu du sixième jour jusqu'au huitième. Le point de côté et les crachats teints de sang décident le genre de la maladie; les aphthes l'ont terminée plus tôt qu'on ne s'y seroit attendu, et comme le fait ordinairement une sueur abondante, de laquelle il ont tenu lieu; sans que les évacuations de sang qui ont fait le fond du traitement, ayent en aucune manière dérangé la crise, qu'elles ont au contraire probablement favorisée.

On ne doit appliquer de vésicatoire sur le point douloureux qu'après avoir diminué l'irritation par la saignée ou les sangsues; l'effet du remède est alors beaucoup plus assuré; il en est de même des vésicatoires aux jambes qui, appliqués le sixième jour, diminuent l'angoisse de la poitrine et facilitent la crise par les sueurs (1).

---

(1) A propos des vésicatoires je ne puis m'empêcher d'observer sur leur usage, qu'on passe d'une extrémité à l'autre. Autrefois on estimoit l'effet qu'ils devoient produire par l'abondance de la suppuration, et quand elle paroissoit se rallentir trop tôt, on

Cette règle n'est que pour les pneumonies purement inflammatoires, mais quand l'inflammation est rhumatismale, on peut et l'on

---

cherchoit à l'exciter au moyen de la poudre de cantharides, ou de quelque onguent irritant. On s'aperçut des inconvéniens de cette pratique, et maintenant on cherche à guérir la plaie aussitôt que la vessie est formée, comme si la suppuration étoit absolument inutile, ce qui n'est pas vraisemblable. Il me semble qu'il y a trois manières d'employer les vésicatoires, si l'on en veut tirer le meilleur parti selon les cas, sans parler de leur usage comme simples rubéfians. 1.° Avec un effet complet, mais court; lorsque la maladie est très-prompte, on doit se contenter de produire une vessie et traiter de suite la plaie comme une brûlure sans chercher à prolonger le remède quand la maladie est finie, comme par exemple dans le croup. 2.° Avec une irritation médiocre prolongée, comme lorsqu'on les met aux jambes dans les fièvres, les péripneumonies, etc. On ne persuadera pas facilement aux véritables praticiens qu'une suppuration louable et abondante, qui n'est point excitée par des moyens actifs, soit absolument inutile, et puisse être empêchée ou supprimée sans danger. 3.° Quand on veut produire une irritation forte et durable pour un mal profond et opiniâtre; ainsi j'ai vu plus d'une fois de longues douleurs de sciatique guéries par un vésicatoire dont on entretenoit long-temps la suppuration au moyen d'onguens irritans. On généralise et l'on imite trop.

doit même appliquer le vésicatoire après la première saignée (1).

Je parle de la péripneumonie inflammatoire, telle qu'on l'observe ordinairement dans ce pays; dans la péripneumonie compliquée de symptômes bilieux ou typhoïdes, il ne faut pas saigner les sujets foibles, et les autres doivent être saignés avec beaucoup de précaution. L'invasion par un frisson marqué et prompt indique la péripneumonie inflammatoire; la péripneumonie bilieuse, le plus souvent épidémique, et rarement sans symptômes gastriques, a un commencement moins tranché et des progrès plus lents (2).

Je n'ai jamais eu occasion d'observer ces maladies inflammatoires tenant à une cause bilieuse, dont parlent les auteurs (3), qui ne

(1) Voyez Stoll, *Rat. med. Part.* 1. p. 89, pour la différence entre ces deux cas. On donne mal à propos le nom de *fausse pleurésie* à la pleurésie rhumatismale. La preuve certaine de l'erreur, c'est que si l'on ne saigne pas dans la pleurésie, ou péripneumonie rhumatismale, les conséquences sont les mêmes que dans l'inflammation pure, c'est-à-dire, l'endurcissement ou la suppuration du poumon.

(2) Voyez Huxham, *Essays on fevers, p.* 184, et Stoll, *Rat. med. part.* 1, *Mart. et April.*

(3) Entres autres Stoll. Cet auteur dont la lec-

peuvent se guérir que par les évacuans, et surtout par les émétiques, et dans lesquelles la saignée nuit au lieu de soulager. J'ai même

---

ture ne peut être que très-utile à tout praticien, est celui qui a le mieux décrit ces différentes *inflammations bilieuses ;* il a des péripneumonies, des pleurésies, des hémoptysies bilieuses, des rhumatismes bilieux, dont les accidens inflammatoires ne cédent qu'aux *vomitifs*. Mais j'observerai qu'un médecin, tout en profitant de ces observations, ne doit pas admettre des règles de pratique d'après l'auteur, mais d'après sa propre expérience. L'application de la pratique des hôpitaux à la pratique particulière ne peut se faire qu'avec précaution; dans les hôpitaux, les causes des maladies varient moins que dans la pratique particulière, par conséquent le traitement des maladies d'hôpital est plus uniforme que celui des malades particuliers. Une autre observation importante, et dont on sentira la vérité en lisant Stoll avec attention, c'est que dans plusieurs cas qu'il cite, quoique les saignées ne guérissent pas, cependant elles ne nuisent pas en affoiblissant subitement, et en rendant la maladie asthénique ou maligne, mais seulement elles ne calment pas les accidens inflammatoires ; et quoique les émétiques répétés fassent le fond de son traitement, cependant il employe la saignée quand les symptômes inflammatoires la demandent; et souvent quoique la maladie n'ait pu se guérir que par les éva-

souvent vu le contraire, c'est-à-dire, des maladies qui commençoient par une apparence bilieuse quoiqu'elles fussent réelle-

---

cuans, il n'est pas prouvé que la saignée, même répétée, n'ait pas été utile. Dans le plus grand nombre de ces cas, avec les symptômes inflammatoires, il y avoit plusieurs indications bilieuses qui mettoient naturellement sur la voie des évacuans, surtout, le traitement ordinaire par la saignée ne réussissan pas. Joignez à cela l'avantage qu'on a dans un hô-pital de pouvoir, par le nombre des malades comparer les différens cas entre eux, et distinguer ceux qui sont semblables de ceux qui ne le sont pas.

Il arrivoit aussi quelquefois que des maladies en apparence inflammatoires sans aucun signe bilieux, étoient guéries par les évacuans, c'est particulièrement dans ces cas-là que se montroit le génie du praticien, et qu'il mérite d'être lu et étudié avec attention, mais avec défiance, car il est un peu trop systématique, et trop exclusivement partisan de la méthode évacuante, surtout par les vomitifs. Il faut de plus observer que la manière de vivre habituelle des habitans de Vienne les dispose aux maladies bilieuses. Cependant on doit être étonné de la grande différence qu'il y a entre la pratique de Stoll et celle de De Haen; et les détracteurs de la médecine auroient beau jeu en voyant deux médecins célèbres et généralement heureux dans leur pratique, dont l'un donne presque toujours des vomitifs, et l'autre n'en donne jamais, dans le même

ment inflammatoires, et ne pussent être guéries que par la saignée; ainsi j'en ai vu une commencer par le dégoût, les vomissemens, la bouche amère, la langue jaune, au point de ne pas douter que ce ne fût le début d'une fièvre bilieuse; cependant après vingt-quatre heures de vomissemens abondans, un point de côté se déclara, et ensuite le crachement de sang, et tous les accidens d'une péripneumonie qui ne céda qu'à huit saignées dont le sang fut très-couenneux. A mesure que les symptômes inflammatoires se développoient, les accidens bilieux se dissipèrent, il n'y eut plus de maux de cœur, ni de vomissemens, la langue devint nette, et le malade n'eut besoin que de prendre à la fin une ou deux purgations, comme il est d'usage de le faire après les maladies fébriles; à la rigueur il auroit pu s'en passer. J'ai vu souvent depuis des péripneumonies et des rhumatismes aigus com-

---

hôpital, au même ordre de malades, à quelques années d'intervalle. J'en puis juger en partie par ma propre expérience, car j'ai étudié pendant deux ans sous *de Haen*.

mencer par des signes gastriques, qui disparoissoient à mesure que la disposition inflammatoire s'établissoit ; le traitement antiphlogistique seul réussissoit, sans avoir besoin d'aucun émétique, ni presque d'aucun purgatif. Je ne doute pas que plusieurs praticiens n'ayent fait la même observation.

Les vieillards attaqués de quelque maladie inflammatoire de la poitrine en guérissent rarement, parce que comme la saignée est le remède essentiel, et que la foiblesse de leur âge la contre-indique, ou du moins n'en permet pas la répétition, on est privé du moyen le plus efficace de les guérir. Cependant si l'on voit que la saignée est absolument nécessaire, il ne faut pas balancer et la faire promptement, puisqu'il est rare qu'on puisse la réitérer.

Je fus appelé un soir auprès d'une femme âgée de soixante et dix ans, mais qui par l'état de maigreur et de foiblesse où elle étoit réduite, sembloit en avoir quatre-vingt-dix; elle étoit fort sujette aux affections catarrhales. Tout-à-coup elle fut saisie d'un point de côté très-violent; quand je la vis à dix heures, il n'y avoit pas deux heures que le mal avoit commencé, et la douleur étoit si vive qu'elle ne pouvoit presque pas respirer, elle paroissoit prête à tomber en défaillance; le pouls étoit grand, fréquent et élevé, mais résistant peu à la pression du doigt; il étoit évident que la malade ne supporteroit pas cet état une seule nuit. Je lui fis tirer une tasse de sang, trois onces, elle s'évanouit; mais quand elle reprit connoissance le point ne subsistoit plus et ne revint pas; le lendemain elle étoit beaucoup mieux, et fut guérie dans peu de jours. Si l'on avoit été obligé de répéter la saignée, elle auroit probablement succombé. Dans ces cas-là, c'est-à-dire, quand la maladie est vraiment inflammatoire, chez des vieillards, si le malade périt, on ne doit pas regretter de l'avoir saigné, il seroit mort également sans la saignée.

Si le point de côté persiste, quoique la fièvre ait diminué au moyen des saignées générales, il faut employer les saignées locales, six ou huit sangsues appliquées sur l'endroit douloureux, soulagent presque toujours, souvent même plus que la saignée générale, mais c'est surtout lorsqu'on a commencé par celle-ci. De même on peut avoir à faire à des sujets chez lesquels la saignée seroit impraticable, les sangsues peuvent en tenir lieu. C'est ainsi que je traitai un homme de soixante cinq ans paralytique depuis quinze ans, et hydropique depuis plus d'un an. Il lui survint un point de côté avec de la fièvre et des crachats teints de sang; l'application des sangsues sur le point fut réitérée comme la saignée dans un cas ordinaire, et il fut guéri le huitième jour.

L'inflammation de poitrine n'est pas très-rare chez les enfans, la saignée est aussi pour eux le principal remède; il faut en tout suivre les mêmes règles que pour les adultes. Mais il est rare qu'ils ayent besoin de plus d'une ou de deux saignées de trois à six onces selon l'âge, et le plus souvent la maladie en tant qu'inflammatoire est guérie avant le septième jour.

On a disputé autrefois sur l'avantage de saigner du côté du point, plutôt que du côté opposé. Il paroît par l'expérience que la saignée, surtout la première, faite du côté du point soulage davantage; mais s'il y a quelque obstacle à ce qu'on la fasse de ce côté, elle est également utile de l'autre; et lorsqu'on fait plusieurs saignées, on est presque toujours obligé de saigner des deux bras.

Lorsque les saignées du bras ne produisent que peu ou point de soulagement, il convient de saigner du pied, et souvent d'appliquer les sangsues à l'anus, surtout si la tête est pesante, et s'il y a un certain embarras de poitrine qui paroît plutôt tenir à un état d'engorgement qu'à la violence de l'inflammation proprement dite.

Quand on a saigné tard souvent la crise ne se fait pas le septième jour, ou elle ne se fait qu'imparfaitement, cependant s'il y a ce jour-là une transpiration qui produise seulement une diminution de mal, et non une guérison, il n'est presque jamais nécessaire de saigner encore; la crise se finit le neuvième ou le onzième jour, et les malades sont guéris le vingtième.

Mais si, passé le huitième jour, il y a renouvellement de point, de fièvre ou d'oppression, on doit saigner sans s'inquiéter si le jour de crise est passé ou non, et le plus souvent on réussit. Si l'on voit qu'une crise se prépare, il ne faut pas se presser de saigner; mais si la crise tarde d'arriver, et qu'il y ait des symptômes qui indiquent la saignée, il ne faut pas respecter les jours de crise, la saignée loin d'empêcher la crise, la favorise; les signes de foiblesse réelle sont les seuls qui doivent empêcher de saigner.

Entre plusieurs exemples de l'utilité de la saignée tardive, lorsque les symptômes la demandent, je citerai le suivant. Un homme de vingt à vingt-cinq ans fut attaqué de péripneumonie par métastase, à la suite d'une colique inflammatoire, malgré les saignées pratiquées dans les deux périodes de la maladie ; la péripneumonie fut suivie d'une vomique qui se vida un soir par l'expectoration d'environ une demi livre de pus très-fétide; il continua d'y avoir une toux sèche qui duroit tout le jour, et étoit suivie tous les soirs d'une expectoration presque aussi abondante que la première, mais qui alloit graduellement en diminuant ; cependant le malade étoit en fièvre lente, avec un œdème considérable aux jambes, et tous les accidens ordinaires de la phthisie pulmonaire : au bout de trois semaines depuis la rupture de la vomique, il étoit en état de faire de petites promenades à cheval; un jour la pluie l'obligea de presser sa course, il rentra avec plus de fièvre, des frissons et un point de côté, il fut saigné quoique très-foible; et cet accident ne fit que retarder la guérison qui arriva lentement, mais qui fut enfin complète.

Quand une fois la maladie est formée, elle doit pour se guérir suivre son cours, et l'on ne peut pas, comme cela paroîtroit naturel, empêcher son développement en forçant le remède, ce que les anciens appeloient *morbum strangulare.* Un homme de quarante ans fut attaqué d'un point de côté avec frisson, toux et crachement de sang, un chirurgien lui trouvant une forte fièvre, crut agir suivant les régles en lui faisant une très-forte saignée, en conséquence il lui tira environ vingt-quatre onces de sang; le résultat de cette saignée fut que le lendemain il étoit sans fièvre, sans toux, et sans crachement de sang; mais il étoit mal à son aise, avec la poitrine serrée, et un grand abattement; cet état dura long-temps, environ six semaines, et il eut beaucoup de peine à se rétablir. On voyoit manifestement qu'il manquoit des forces nécessaires pour opérer la coction de la maladie, et qu'il auroit fallu pouvoir le saigner encore si le pouls l'avoit permis; ensorte que je suis persuadé que la maladie auroit été plus tôt terminée, si l'on n'avoit d'abord fait qu'une saignée de dix à douze onces qu'on auroit ensuite répétée une ou deux fois. En un mot, la fièvre, agent dont la nature se sert pour rétablir l'équilibre, avoit été trop tôt guérie.

Il arrive souvent dans les sujets foibles qu'une disposition inflammatoire de la poitrine nécessite la saignée, tandis que la foiblesse générale la contre-indique ; il faut employer des toniques et des stimulans, et remplir en saignant la principale indication. Une femme âgée de cinquante-cinq ans, d'un tempérament délicat, ayant la taille mal faite, et la poitrine fort étroite, se trouva avoir en même temps un point de côté, de la toux, du serrement dans la poitrine, et tout l'appareil d'une maladie inflammatoire, avec une extrême foiblesse et un pouls très-petit et très-fréquent, au point qu'on ne pouvoit le sentir ni le compter qu'imparfaitement. Il y avoit en même temps indication de saigner et de fortifier, c'étoit le troisième jour de la maladie. Quoique la malade n'eut jamais été saignée, je prescrivis une saignée de huit onces, et les vésicatoires aux jambes, comptant que les vésicatoires comme stimulans, relèveroient le pouls et les forces, et que la saignée détendroit la poitrine, que l'irritation des jambes diminueroit celle de la poitrine, et qu'il n'y avoit pas de contradiction à croire qu'il pouvoit exister en même temps, excitation dans un organe et affaissement dans les autres.

Le quatrième jour au matin, la poitrine étoit un peu moins serrée, le pouls étoit foible et le sang couenneux. Le soir le pouls étoit un peu moins foible, et la poitrine toujours serrée ; j'ordonnai une seconde saignée avec plus d'assurance que la première, parce que celle-ci avoit été bien supportée, et que le sang étoit inflammatoire ; cette saignée dégagea la poitrine. Il fallut ensuite employer des antispasmodiques et des toniques, et la malade fut sauvée. Elle ne l'auroit vraisemblablement pas été sans les saignées; mais la maladie auroit été plus courte si on avoit saigné dès le premier jour, une seule saignée auroit suffi.

Quelquefois le moment favorable pour la saignée ne se trouve que pendant le redoublement, à une certaine heure ; dans le reste du jour il y a contre-indication. Une femme, le premier ou le second jour d'une pleuro-péripneumonie avec un violent point de côté, étoit d'une telle foiblesse, et avoit le pouls si petit, qu'elle étoit prête à se trouver mal, et qu'on n'auroit jamais osé la saigner. Cet état dura presque tout le jour, et ce ne fut que le soir, vers les cinq à six heures que le pouls s'éleva au point de permettre la saignée. Le chirurgien qui la saigna dans ce moment ne lui tira qu'environ une once de sang, ce qui ne la soulagea point; toute la nuit se passa dans la souffrance, et le matin le point continuoit avec la plus grande violence; mais une sueur froide, la défaillance prochaine et le pouls misérable, exigeoient plutôt un cordial qu'une saignée; il fallut donc donner une mixture éthérée avec du laudanum, appliquer les vésicatoires aux jambes, et renvoyer la saignée au soir, dans le moment du redoublement, où le développement du pouls la permettoit; on la pratiqua à plusieurs reprises, toujours le soir seulement, car dans le jour il falloit avoir recours à la mixture; la maladie se termina heureusement. Si l'on avoit d'abord fait une saignée dans le moment favorable, il est probable que la maladie se seroit terminée, ou au moins auroit été soulagée, beaucoup plus tôt.

La fausse péripneumonie, *peripneumonia notha*, ne doit pas être considérée comme une maladie différente de la vraie;

c'est la même maladie dans des sujets foibles et âgés, dont les bronches et le poumon sont engorgés par une grande quantité de mucosites, et dans un état d'atonie : de là son effet sur le cerveau, dans lequel le sang s'accumule par l'obstacle que le poumon oppose à la circulation. La saignée doit se pratiquer dans cette maladie avec la plus grande circonspection ; si elle ne soulage pas, elle nuit : mais si les symptômes de dyspnée et d'engorgement au cerveau sont pressans et évidens, le traitement doit commencer par une seule saignée.

Catarrhe.

Rigoureusement parlant le nom de *catarrhe* doit se donner à toute augmentation de la sécrétion d'une membrane muqueuse. Mais communément on entend par catarrhe une affection de la membrane muqueuse des voies aëriennes. Il y a dans cette maladie une irritation dont l'effet principal est d'augmenter la sécrétion des mucosités ; quand cette sécrétion augmentée produit un soulagement dans les symptômes, le catarrhe ne demande d'autres remèdes que les délayans, les adoucissans et l'éloignement des causes qui l'ont produit, telles que le froid et l'humidité. Mais si la sécrétion augmentée continue avec chaleur, douleur à la poitrine ou à la tête, alors la maladie commence à appartenir à la péripneumonie, et s'il y a de la fièvre, ou seulement si le pouls est dur et plein, et que cet état dure, on ne peut sans danger omettre la saignée. On doit suivre pour le catarrhe les mêmes règles que pour les maladies inflammatoires en général, en observant que dans cette affection, il est essentiel plus que dans aucune autre, de faire bien attention à la saison, au climat, à la nature du sang tiré, au caractère et à la marche des maladies régnantes, afin de ne pas troubler la nature dans ses opérations, le catarrhe étant la maladie qui peut le mieux en imposer par une fausse apparence inflammatoire. Aussi, dans les pays et les saisons humides, la saignée n'est souvent pas nécessaire, et dès que la maladie se prolonge elle demande plutôt les toniques. Chaque médecin doit connoître la disposition plus ou moins inflammatoire propre au pays où il pratique, cette disposition prévaut généralement dans le nôtre.

Il a régné souvent en Europe et dans tout le globe, des épidémies catarrhales connues sous le nom *d'influenza* ou de *grippe;* le plus souvent il n'est pas nécessaire de saigner dans cette maladie, mais de temps en temps, on rencontre quelques malades avec des symptômes inflammatoires; il ne faut pas balancer à les saigner, malgré les préjugés populaires, et les avis trop officieux des gens de l'art, qui vont jusqu'à publier dans des écrits périodiques, que la saignée est dangereuse dans la maladie régnante.

Le catarrhe tient le milieu entre les phlegmasies aiguës et les phlegmasies chroniques, il est en quelque sorte le chaînon entre les unes et les autres.

Une des causes les plus fréquentes de phthisie, c'est l'omission de la saignée dans le commencement inflammatoire d'un catarrhe; car, ce moment passé, le remède n'est plus de saison, et dans ce sens il y a moins de ressource dans le catarrhe que dans une véritable inflammation, dont le début marqué oblige à employer promptement un traitement régulier.

Le symptôme le plus fréquent du catarrhe est la toux; quelquefois elle existe seule; quelle qu'en soit la cause, si elle est opiniâtre et que le pouls le permette, qu'il y ait ou qu'il n'y ait pas de fièvre, comme la toux prolongée tend toujours à la phthisie par la secousse continuelle du poumon, vers lequel cette secousse détermine le sang, la saignée du bras est le moyen le plus sûr de diminuer l'irritation et d'aider l'effet des remèdes calmans, surtout si la toux est sèche quoique sans douleur, à plus forte raison si elle est accompagnée de douleur.

Dans tout ce que j'ai dit jusqu'ici, et ce que je dirai dans la suite, j'ai toujours entendu et j'entendrai, par maladies inflammatoires, les phlegmasies aiguës provenant de l'inflammation active des vaisseaux artériels sanguins, accompagnée de douleur, de chaleur et presque toujours de fièvre; et non de l'inflammation sourde qui doit son origine à l'engorgement des vaisseaux d'un ordre inférieur, rouges ou blancs, avec peu de fièvre, ou une fièvre plutôt nerveuse que vraiment inflammatoire, et affectant particulièrement les membranes du bas-ventre et celles de la poitrine. Ces inflammations chroniques ont des suites souvent beaucoup plus fâcheuses que les inflammations aiguës, quoique l'invasion de la maladie soit moins violente.

M. Broussais a donné sur ce sujet encore peu connu, un traité très-détaillé et très-utile, surtout pour les médecins d'hôpital. Les phlegmasies chroniques sont ordinairement la suite des phlegmasies aiguës peu violentes dont le commencement a été négligé, et dont les exemples seront toujours moins fréquens dans la pratique civile que dans la pratique militaire. Ces maladies attaquent presque toujours des sujets affoiblis au physique et au moral; le temps des premiers accidens qui sont l'effet d'une véritable inflammation, s'écoule sans qu'on leur donne les secours les plus indispensables, dont le principal est la saignée, qu'il seroit d'autant plus nécessaire de pratiquer promptement, que plus les malades sont foibles, moins ils peuvent en supporter la répétition. Lors qu'ils arrivent dans les hôpitaux, il se joint à cet état des causes affoiblissantes telles que la fatigue et surtout le froid; ils ont une maladie inflammatoire qui demanderoit un remède affoiblissant; d'un autre côté, ils ont besoin d'être fortifiés, et ne peuvent absolument plus supporter les saignées qui leur conviendroient et dont le moment est passé ; il n'est pas surprenant qu'ils tombent dans un état chronique. Malgré cela il y a souvent pendant le cours de ces maladies, des momens inflammatoires qui exigent la saignée modérée, et surtout l'application des sangsues à l'anus, ou sur les endroits douloureux (1).

Asthme.

L'Asthme est une maladie de la poitrine

---

(1) *Histoire des phlegmasies ou inflammations chroniques.* En la lisant on ne peut s'empêcher de réfléchir combien des médecins qui se dévouent au service des militaires avec un zèle infatigable comme M. Broussais, ont bien mérité de l'humanité. Cet ouvrage un peu trop systématique, sera bien plus utile quand on l'aura resserré, et qu'on en aura retranché un grand nombre de cas qui se ressemblent trop, ce qui nuit à la clarté; à présent c'est une très-bonne collection pour faire un livre, alors ce sera un très-bon livre. Il seroit aussi possible qu'avec le temps, l'auteur changeât d'avis sur l'effet de l'Ipécacuanha dans la dyssenterie et dans la fièvre puerpérale.

dans laquelle le spasme est quelquefois assez violent pour produire dans le poumon un engorgement tendant à l'inflammation ; la saignée dans ces cas-là soulage beaucoup, mais chaque attaque laisse le poumon dans un état d'atonie qui le dispose à l'hydropisie. Ce n'est que lorsque les paroxismes sont excessivement violens, ou dans les commencemens du mal, et chez les sujets jeunes qu'on peut pratiquer la saignée. En général elle n'est point un remède à l'asthme, et ne peut être employée que symptomatiquement.

Coqueluche.

J'en dirai autant de la *coqueluche*, dans laquelle pour l'ordinaire, il n'y a pas indication de saigner. Cependant le mal devient quelquefois grave, par la violence des quintes, ou parce qu'il s'y joint de la fièvre ; alors une saignée peut être très-utile, et je l'ai plus d'une fois ordonnée avec succès. On ne doit pas négliger l'application des sangsues pour les enfans pléthoriques dont le sang se porte fortement à la tête.

Hémoptysie.

On appelle hémorragies *actives* celles qui sont précédées de tension et de fièvre; *passives*, celles qui sont accompagnées de foiblesse : mais cette distinction n'est pas toujours facile à saisir dans la pratique.

L'Hémoptysie commençante doit se traiter par la saignée, et il ne faut pas chercher à l'arrêter au moyen des astringens; le repos, un traitement antiphlogistique, un usage modéré des anodins, et celui des boissons adoucissantes presque froides, suffisent pour calmer les accidens. C'est de la répétition des saignées et du rallentissement de la circulation qu'on doit attendre la guérison de cette maladie, qui est ordinairement aiguë et accompagnée de fièvre. Peu importe que le crachement de sang dure quelques jours de plus ou de moins, pourvu qu'il soit bien guéri, *sat citò si sat bene.* Si, malgré les saignées et un traitement convenable, l'hémoptysie persiste, l'hémorragie d'active devient passive; c'est le moment d'employer avec prudence les astringens et les toniques modérés, tout en continuant les moyens propres à empêcher l'excitation.

L'application périodique et graduellement éloignée, des sangsues à l'anus, est un des meilleurs moyens de prévenir les retours de l'hémoptysie. Il est bien essentiel d'observer avec soin le malade après la convalescence, lorsque la maladie a tout-à-fait cessé, et de réitérer la saignée ou l'application des sangsues lorsqu'on a quelques signes qui peuvent faire craindre des rechutes, comme un goût salé dans la bouche, une légère toux, un sentiment d'irritation ou de tension dans la poitrine, une douleur *pongitive* dans quelque partie du thorax; ou sans ces signes, quand il y a long-temps qu'on n'a pas pratiqué d'évacuation de sang, six ou sept mois par exemple. Ces précautions sont indispensables, puisque la phthisie est la suite inévitable de l'hémoptysie, si l'on ne parvient pas à la guérir.

Il y a pour les crachemens de sang, tout comme pour les saignemens de nez, une espèce essentiellement passive, qui vient de la dissolution du sang, avec des pétéchies et des taches scorbutiques. La saignée dans ces cas-là augmente le mal, ils demandent les astringens, les antiputrides et les toniques.

Phthisie.

La *phthisie* une fois décidée ne se guérit pas, au moins les exemples de guérison qu'on cite sont si rares et si douteux, qu'on doit regarder la maladie comme incurable. Mais si l'art ne peut pas la guérir, il peut souvent la prévenir, et en modérer les symptômes quand elle est formée. Elle est ordinairement la suite d'une maladie inflammatoire de la poitrine ou d'un engorgement pléthorique du poumon ; au moins la phthisie pulmonaire qui est la plus fréquente, et celle dont je veux parler; ce n'est qu'en ne laissant aucune trace de disposition inflammatoire qu'on peut se flatter de la prévenir. Nous avons prouvé combien la saignée soit générale, soit locale, est nécessaire pour parvenir à ce but, et s'il y a un moyen de faire vivre long-temps les phthisiques, c'est la répétition de petites saignées du bras, ou de l'application des sangsues à l'anus, dans les momens où l'élévation, la fréquence ou la dureté du pouls, font présumer un engorgement des vaisseaux du poumon, ou l'inflammation d'un ou de plusieurs tubercules.

On doit se décider pour la saignée du bras, plutôt que pour les sangsues, par l'apparence inflammatoire du malade, par la dureté ou seulement par l'accélération du pouls, par la chaleur de la peau, par les douleurs en respirant et par les points de côté.

Dans d'autres momens, quoiqu'on s'aperçoive de l'accroissement du mal, si la gêne de la respiration et l'augmentation de la toux, ne sont pas accompagnées de douleur, et de fréquence du pouls, ou si le malade paroît trop foible pour être saigné, il y a plutôt engorgement que phlogose, et l'on doit préférer l'application des sangsues au fondement. On doit aussi se régler sur l'effet qu'a eu précédemment l'une ou l'autre méthode, et par précaution, dans les dispositions phthisiques, il convient d'appliquer par intervalles les sangsues à l'anus afin de faire naître, si l'on peut, une disposition hémorroïdale.

Quand avec de la foiblesse et peu de fièvre, il y a un point de côté assez fort, ou quand le point persiste malgré la saignée, l'application des sangsues sur l'endroit douloureux donne presque toujours du soulagement.

Il ne faut se faire aucun scrupule d'employer la saignée, si les symptômes l'indiquent, quoique la maladie ait duré longtemps et que les malades paroissent affoiblis ; car l'inflammation momentanée qu'ils éprouvent, les affoiblira plus qu'une saignée de cinq à six onces qui en arrête les progrès. L'on doit considérer, surtout dans les cas de tubercules, qui sont de beaucoup les plus fréquens, que la disposition inflammatoire qui survient dans une maladie chronique telle que la phthisie, est une maladie aiguë commençante, qui demande par conséquent le même traitement que la maladie avec laquelle elle a le plus d'analogie, je veux dire l'inflammation de poitrine, pour laquelle la saignée est le remède essentiel (1). Et lors-

(1) C'est la fréquence de cette cause de phthisie qui rend cette maladie si généralement incurable, car dans le traitement de la phthisie tuberculeuse, on n'agit que sur les effets; pour agir sur la cause, il faudroit guérir les tubercules, et c'est une découverte qui est encore à faire.

que la maladie étant parvenue au dernier degré, une grande partie du poumon est désorganisée et imperméable au sang, il est clair qu'en diminuant la quantité du sang qui se porte au poumon, on soulage pour le moment la gêne de la respiration, mais le mal n'en est pas moins incurable.

Dans les phthisies muqueuses dont le siége est plutôt dans toute la membrane des bronches et de leurs divisions, que dans le parenchyme du poumon, avec une grande abondance de crachats muqueux, mais sans foyer marqué d'inflammation, la saignée ne convient pas; et ce n'est que dans des circonstances particulières et avec une indication marquée d'inflammation locale ou d'engorgement, qu'on pourroit employer les sangsues sur l'endroit douloureux ou au fondement (1).

(1) Malgré toutes les apparences qui peuvent ôter l'idée d'inflammation dans ces sortes de phthisies, il est bien rare que l'ouverture des cadavres ne fasse voir une suppuration dans la poitrine. Il est vrai qu'on peut croire, et cela est très-vraisemblable, que cette suppuration n'a eu lieu que tard, et que c'est plutôt une dégénération purulente, qu'une vraie suppuration inflammatoire dont on eut pu saisir le commencement.

Palpitation.

On a fait un genre de ce qui n'est qu'un symptôme, car la *palpitation* accompagne en général les maladies du cœur de quelque cause qu'elles proviennent. Quoiqu'elles tendent toutes à l'hydropisie, il n'est pas moins vrai qu'une évacuation de sang est souvent nécessaire pour les prévenir, pour les guérir, ou pour en retarder les inévitables conséquences. Ces maladies sont ou nerveuses, ou organiques; la palpitation et les différentes inégalités du pouls en sont les signes les plus communs et les plus évidens. Quand elles sont organiques elles viennent de quelque obstacle dans la circulation, soit parce qu'un des ventricules trop plein ne peut pas se contracter, soit parce que n'étant pas assez plein, il ne peut pas chasser une quantité suffisante de sang. La cause en est toujours un obstacle au passage du sang par les canaux ou les orifices qu'il doit traverser; cet obstacle vient d'adhérence, d'excroissance, d'ossification, ou de rétrécissement;

le sang s'accumule derrière l'obstacle, de là une dilatation des ventricules, des oreillettes ou des gros vaisseaux, des anévrismes, et une stagnation de la circulation pulmonaire ou hépatique, effet nécessaire de la cause qui empêche les contractions régulières du cœur.

Quelquefois ces maladies sont seulement spasmodiques, le plus souvent il y a complication; le vice organique donne lieu à des accidens spasmodiques, et la continuation des accidens spasmodiques peut à la longue influer sur les organes.

Les signes de ces maladies commençantes sont très-obscurs, et lorsque les malades s'en aperçoivent le mal est déjà trop avancé pour qu'il soit susceptible de guérison. Cependant quelquefois une secousse violente du corps, ou une affection vive et subite de l'ame, en marquent distinctement l'origine. Je renvoye pour ce sujet à l'ouvrage de M. Corvisart dont la lecture très-intéressante offre une grande variété de cas, telle qu'on peut seulement l'attendre d'une ville aussi peuplée que Paris, mais non d'aucune ville de moyenne grandeur.

Que la maladie soit organique ou spasmodique, les accidens produits par une accumulation de sang dans le poumon ou dans le foie, sont quelquefois assez graves pour exiger un prompt secours. Dans un état violent de palpitation ou d'échauffement, l'effet des antispasmodiques les plus actifs est souvent nul, si l'on ne les accompagne pas d'une saignée, ou de l'application des sangsues, et selon l'effet du remède on se détermine à le répéter d'une manière ou de l'autre, si le cas le demande. Ce n'est cependant qu'avec beaucoup de précaution qu'on doit employer la saignée dans ces cas-là, quoiqu'elle soit souvent très-utile, car la circulation ne se faisant qu'imparfaitement, le changement produit par une saignée peut l'arrêter tout-à-coup, et produire une mort subite, moins fâcheuse il est vrai pour le malade que pour le médecin, dans une maladie qui offre si peu de ressources.

L'engorgement du foie exige l'application des sangsues à l'anus : un usage méthodique de cette évacuation est un des meilleurs moyens de soulagement, et même de guérison dans les maladies du cœur, si elles en sont susceptibles, comme on peut l'espérer quand le mal est purement nerveux, ou s'il est l'effet de quelque évacuation sanguine supprimée. S'il est organique, il n'y a point de remède qui puisse guérir, et l'on doit se contenter de faire la médecine des symptômes. L'emploi des sangsues soulage souvent et empêche l'accumulation du sang dans le cœur et dans les gros vaisseaux qui tend à augmenter le mal, et comme il y a toujours quelque chose de spasmodique dans les cas organiques, le traitement de la maladie comme nerveuse convient presque toujours.

On conçoit que la saignée, en diminuant l'effort du sang contre les parois des gros vaisseaux et des ventricules, retarde les progrès du mal, et qu'elle peut surtout être utile dans les commencemens : mais c'est un moyen qui s'use; pour la maladie décidée, on ne doit l'employer que dans les momens de nécessité qui deviennent toujours plus fréquens; et quand elle ne procure plus le soulagement accoutumé, il faut s'en abstenir.

J'ai dans une femme de soixante ans un exemple de ce que peut la patience et un raitement palliatif. Cette femme a certainement un vice organique au cœur, qui dure depuis plus de quinze ans, et qui lui a causé une grande variété d'accidens qui paroissoient très-fâcheux, et qui tous, ou presque tous se sont dissipés par la médecine des symptômes. Elle a éprouvé de fortes palpitations qui ébranloient toute sa poitrine, de l'oppression et des vertiges avec de violentes douleurs de tête, au point de ne pouvoir aller de son lit à son fauteuil, le pouls constamment fréquent, petit et irrégulier de toute manière, les battemens du cœur se faisant plus sentir à droite qu'à gauche, des symptômes d'hydropisie de poitrine et une anasarque considérable, la plus grande maigreur et ensuite beaucoup de véritable embonpoint, pendant quelques mois le vomissement de tout aliment excepté le lait.

Elle a eu souvent les sangsues au fondement, et pris toutes sortes de remèdes selon les circonstances, la plus grande partie n'a pas réussi; cependant les anodins l'ont quelquefois soulagée, et les pilules de BACHER dont elle a fait un long usage, lui ont fait un bien réel. En un mot il y a treize ans qu'on ne lui auroit pas donné une année de vie. Je ne l'ai pas vue comme médecin il y a plus de six ans, mais l'ayant visitée en 1811, je la trouvai avec ses palpitations et son pouls irrégulier; elle ne faisoit que peu ou point de remèdes, quelquefois seulement, mais très-rarement, les pilules de BACHER la purgeoient un peu, et lui faisoient du bien à la tête. D'ailleurs elle avoit beaucoup de maux spasmodiques auxquels elle s'étoit accoutumée : son mal vient probablement en première origine, de chagrin et de peines d'esprit.

Je l'ai visitée de nouveau en 1813; elle ne faisoit aucun remède depuis deux ans, le pouls étoit presque régulier, les palpitations et les attaques d'oppressions étoient beaucoup moins fréquentes, et toutes les fonctions se faisoient assez bien. Mais depuis trois mois un rhumatisme goutteux avoit affecté les articulations, et ce changement a beaucoup diminué les effets de la maladie du cœur; en tout, son état est beaucoup plus supportable. Le grand changement qu'à produit le transport de l'action du rhumatisme du cœur aux articulations, prouve la difficulté d'un diagnostic précis dans les maladies du cœur. Car il se pourroit bien que l'effet du rhumatisme sur le cœur fut seulement spasmodique, et qu'il n'y eut dans ce viscère aucune affection organique, comme tout portoit à le croire.

Inflammation du cœur.

Carditis et Pericarditis.

La vraie *inflammation du cœur, carditis*, est une maladie rare; tous les cas qui peuvent y avoir du rapport et que j'ai observés, paroissent symptomatiques de quelque autre affection, particulièrement du rhumatisme, et sont plutôt des inflammations du péricarde que du cœur; leur siège est dans la membrane séreuse du cœur et dans celle du péricarde, qui sont une continuation l'une de l'autre. Parmi plusieurs exemples de cette maladie, je citerai les deux suivans : ce sont des péricardites.

Un garçon de neuf ans avoit eu deux fois depuis trois ou quatre ans, à ce qu'on me dit, des douleurs vagues de rhumatisme, surtout au ventre; mais qui ne durèrent pas long-temps. La maladie à laquelle il succomba dura dix-neuf jours ; elle commença par une fièvre aiguë accompagnée de douleurs qui affectoient toutes les parties musculeuses du ventre, des épaules, du gosier, et gênoient la respiration. Quoiqu'il eut beaucoup de fièvre, il étoit pâle, il avoit des spasmes et des contractions dans les mains ; les trois derniers jours de sa vie, la pâleur avoit augmenté, le battement du cœur étoit très-fort, il avoit beaucoup d'angoisse, point de sommeil ni de repos ; il commença à se manifester un peu d'œdème aux jambes ; il y avoit quelquefois des vomissemens et un commencement de défaillance, le dernier jour un léger délire. Il mourut avec une angoisse inexprimable et de fortes douleurs de poitrine. Le pouls fut tout le long de la maladie à cent vingt ou au-delà, fort et régulier ; il s'affoiblit seulement le dernier jour ; n'ayant vu cet enfant que dans cette maladie, je ne puis savoir s'il n'avoit pas auparavant des irrégularités dans le pouls, que l'état aigu peut avoir effacées.

De tous les remèdes adoucissans, calmans et antispasmodiques qu'on lui administra, aucun ne lui procura le moindre soulagement. Il fut saigné deux fois, le sang fut toujours très-couenneux, le mal parut diminuer pour quelques heures, mais revint bientôt accompagné de signes de foiblesse qui empêchèrent d'user librement de ce moyen.

A l'ouverture du corps, on trouva beaucoup d'adhérences des viscères du bas-ventre entre eux, et de ceux de la poitrine entre eux et avec la plèvre, mais le plus grand effet de la maladie étoit au cœur; le péricarde plus épais qu'il ne doit l'être adhéroit si fortement au cœur, ou plutôt la membrane interne du péricarde et l'externe du cœur adhéroient si fortement l'une à l'autre, qu'on ne pouvoit les séparer qu'avec violence et en les déchirant; le cœur et le péricarde ne faisoient qu'une seule masse, il y avoit une concrétion polypeuse considérable et très-dure dans le ventricule droit et l'artère pulmonaire, le cœur étoit de grosseur naturelle; on remarquoit sur presque tous les viscères une transsudation demi-purulente.

Voici un autre cas d'inflammation du cœur, produite au fond par la même cause, mais avec une marche différente. Une jeune fille de cinq ou six ans fit une course un peu forcée dans laquelle elle eut chaud et froid;

elle ne s'aperçut d'aucun mal sensible, mais à peu de temps de là, un mois ou deux peut-être, on remarqua que les battemens de son cœur étoient forts et fréquens, surtout lorsqu'elle avoit couru; d'ailleurs comme elle paroissoit en parfaite santé, on ne prit aucune précaution. Je la vis par hasard quelque temps après, on me fit observer ce battement de cœur qui étoit assez considérable, mais qui n'étoit accompagné d'aucun dérangement de santé. Je conseillai seulement de suivre un régime doux, d'éviter tout exercice violent, et d'avoir soin de la tenir chaudement vêtue surtout aux pieds; je l'examinai avec soin toutes les fois que j'avois occasion de la voir, ce qui étoit rare, parce qu'alors elle étoit à la campagne. Elle passa fort bien l'hiver sans aucune augmentation dans ses battemens de cœur; l'été suivant elle eut la fièvre scarlatine, je craignois pour elle les suites de cette maladie qui se portent facilement sur le cœur, mais elle s'en rétablit complétement. Le printemps elle eut la rougeole dont elle se guérit promptement, et continua de se bien porter. Cependant quoiqu'à tout autre égard elle fut en parfaite santé, son cœur battoit toujours trop fort, et je n'étois pas tranquille sur les suites de cette disposition, j'avertis même ses parens que toute affection rhumatismale et catarrhale étoit dangereuse pour elle; c'étoit d'ailleurs un enfant sanguin et très-mobile.

En mars 1801, elle fut attaquée d'une fièvre catarrhale avec mal de gorge, douleur de ventre, respiration gênée, battemens de cœur très-forts, et le pouls de cent quarante à cent cinquante; le second jour de la maladie elle fut saignée, le sang fut inflammatoire, le pouls resta à cent quarante, les accidens ne diminuèrent point, et il s'y joignit une douleur dans la région du cœur qu'une application de sangsues ne soulagea point. Cet état alla en augmentant; la douleur au cœur devint plus forte, surtout après les accès de toux qui étoient assez fréquens, les battemens du cœur faisoient frémir toute la poitrine, la respiration étoit fort gênée, le pouls demeura fort et fréquent jusques à cent cinquante-cinq, mais toujours très-égal, il tomba un jour à quatre-vingt-dix par l'usage de la digitale, mais sans aucune diminution de symptômes. On employa inutilement les remèdes nitreux, tempérans, anodins, antispasmodiques, et le bain tiède, rien ne la soulagea efficacement, elle mourut subitement le dix-septième jour.

A l'ouverture du corps on trouve le péricarde épaissi, contenant assez d'eau, et le cœur partout couvert de concrétions lymphatiques, la partie postérieure gauche du cœur avoit contracté de fortes adhérences avec le péricarde ; sur le devant du cœur et à sa pointe il y avoit des brides qui le joignoient au péricarde. Dans l'intérieur un grand nombre de concrétions polypeuses qui y adhéroient fortement.

J'ai eu occasion d'examiner l'état du pouls avant la maladie qui devint fatale, et jamais je n'y ai trouvé ni intermittence, ni aucune irrégularité, ce qui feroit croire qu'il n'y avoit aucun obstacle à la circulation, soit dans les orifices du cœur, soit dans l'aorte ; et probablement il en étoit de même dans l'autre malade. C'est donc seulement l'acreté (1) rhumatismale qui occasionne les contractions violentes et les douleurs qu'éprouve le cœur. Dans les deux cas il ne parut pas qu'il

---

(1) *Acreté*, *humeur*, *principe*, *irritation*, ce sont différens mots qui expriment la même chose.

fut trop gros, ni que les ventricules fussent dilatés. Il est vrai que si j'avois connu alors autant de dissections que j'en ai lu depuis dans *l'essai sur les maladies organiques du cœur*, ces ouvertures auroient été faites avec plus de soin; il est très-possible que quelque vice organique m'ait échappé.

J'ai vu plusieurs cas semblables, dans lesquels il y. avoit une véritable suppuration entre le péricarde et le cœur, dans les endroits qui n'étoient pas adhérens; une fois le pus avoit une consistance de pommade ou d'huile gelée. Ces maladies sont des affections rhumatismales ou catarrhales, générales d'abord, mais ensuite déterminées particulièrement sur le cœur. Elles se ressemblent toutes, quoique chacune ait quelque chose de particulier.

L'inflammation rhumatismale a des suites plus fâcheuses que l'inflammation pure. Par la transsudation des membranes séreuses les viscères tendent à adhérer entr'eux et avec les parties voisines; souvent par là une maladie médiocre et qui paroissoit finie, laisse des traces ineffaçables, et dont le danger ne se manifeste qu'au bout d'un assez long-temps. Malgré le peu de ressources que présentent ces sortes de cas, on sent que la saignée générale ou locale, jointe à des remèdes nitreux, anodins et antispasmodiques, peut souvent être pratiquée avec avantage.

La maladie commençante doit se traiter comme la pleurésie et les autres maladies de la poitrine; souvent alors en s'y prenant de bonne heure, et en saignant hardiment, avec le secours des vésicatoires, on obtient une guérison radicale; j'ai lieu de croire que cela m'est arrivé plus d'une fois (1).

Il se peut aussi que la face interne du péricarde et de cette membrane qui recouvre le cœur, adhérent tellement l'une à l'autre que le péricarde disparoisse, et que la santé se rétablisse complétement; ce qui arriva à une malade de Mr. Odier âgée de neuf ans, qui après avoir eu une affection du cœur marquée par des palpitations, de l'essoufflement, et le pouls inégal et irrégulier, fut entièrement rétablie, par un repos parfait, et l'usage constant du nitre pendant neuf

(1) Voyez dans l'ouvrage de Mr. Corvisart, p. 21, un exemple remarquable d'une péricardite guérie par deux saignées pratiquées vers le seizième ou dix-septième jour.

mois. Deux ans après elle mourut d'une chute ; à l'ouverture du corps on trouva le cœur sans péricarde, en apparence, parce qu'il étoit partout adhérent au cœur dont les mouvemens n'étoient point gênés comme il semble qu'ils auroient dû l'être, ce qui peut-être ne seroit pas arrivé si l'adhérence avoit été incomplète.

CHAPITRE IV.

Maladies du ventre.

Colique inflammatoire.

Cette maladie prend le nom d'*Éntérite*, quand elle occupe les intestins, et de *Péritonite* quand elle occupe le péritoine; mais souvent il y a complication, et cela doit être à mesure que l'inflammation fait des progrès. Cependant on peut distinguer l'entérite par les vomissemens qui ont lieu surtout après que le malade a bu, et par le siège de la douleur qui est plus locale; au lieu que lorsque le péritoine seul est affecté, la douleur est plus générale, et qu'il n'y a que peu ou point de vomissement. Ces différences sont de peu de conséquence pour la pratique.

La *colique inflammatoire* est de toutes les maladies celle où il est le plus important de saigner, et de saigner de bonne heure. Elle tend promptement à la suppuration ou à la gangrène, et c'est dans l'un ou dans l'autre de ces caractères que consiste la grande différence pour le pronostic d'un cas à l'autre. Comme ces maladies sout excessivement graves et assez fréquentes, il est nécessaire d'entrer dans quelques détails qui ne seront pas minutieux pour le traitement.

La colique inflammatoire commence ordinairement par une douleur de ventre que la pression augmente, en même temps le malade a de la fièvre; quelquefois de la diarrhée, le plus souvent de la constipation; les urines sont en général fort colorées, peu abondantes, et rendues avec difficulté, mais quelquefois elles sont naturelles; presque toujours il y a du vomissement. Ici, comme dans toutes les maladies inflammatoires, on peut juger d'avance de la gravité de la maladie par la longueur et l'intensité du froid et du frisson, quand l'invasion est marquée par le froid. Mais quelquefois la douleur est le seul symptôme sans qu'on observe les avant-coureurs ordinaires d'une maladie inflammatoire (1).

(1) On a vu des inflammations gangrèneuses du

Dès qu'on craint l'inflammation la saignée est le principal remède ; la maladie tend toujours à la suppuration, et ensuite à la gangrène ; seulement dans les cas les plus violens, la disposition à la gangrène fait des progrès rapides et traverse promptement la période de suppuration. On présume que l'on n'a à craindre que la suppuration, quand la douleur diminue au moyen d'une ou de deux saignées, quand avec le retour de la douleur, le pouls conserve de la force et permet de réitérer la saignée, lorsque la saignée diminue la fréquence et la force du pouls, et que la douleur recommençant, le pouls reprend de la fréquence et de la force, lorsque les vomissemens cessent ou diminuent, et que la chaleur se maintient dans les extrémités. Alors on est seulement menacé de suppuration, et tant que le pouls se soutient, et permet la saignée on peut encore conserver de l'espérance. Mais quand après une ou deux sai-

---

tube intestinal sans douleur, et même sans fièvre. Voyez De Haen *Rat. medend. part. XIV. Sect. I. Cap, III.* §. *VI.* et Morgagni *de caus. et sedib. morb. Epist. XXXV*, mais ordinairement il y a douleur, c'est la règle.

gnées, le pouls devient plus fréquent et plus foible, quand les vomissemens continuent, on doit craindre la gangrène ; et quand la douleur cesse, que le pouls est encore plus fréquent et plus petit, que les extrémités deviennent froides, on ne peut plus douter que la gangrène n'affecte quelque partie des intestins, et il n'y a plus de ressource.

Le ballonnement du ventre est en général un mauvais signe, il est l'avant-coureur de la gangrène, soit dans les cas qui y tendent directement, soit dans ceux où elle n'a lieu qu'à la suite de la suppuration.

Le danger de cette maladie et la rapidité des progrès de l'inflammation, sont faciles à comprendre si l'on refléchit sur la construction du péritoine. « Cette membrane très-
» mince qui tapisse la surface interne des
» muscles du bas-ventre et recouvre les in-
» testins, quoiqu'en apparence privée de sang,
» est cependant très-abondamment pourvue
» de vaisseaux sanguins entrelacés l'un avec
» l'autre, de manière à former un réseau
» tres-fin. Le péritoine s'enflamme avec
» beaucoup de facilité et de promptitude
» par l'effet des stimulans tels que l'air, le

» sang, ou le pus épanchés, l'urine, les
» excrémens, les plaies, etc. Durant l'in-
» flammation il fournit une quantité de lym-
» phe concrescible, et dans cet état il adhère
» fortement aux parties avec lesquelles il
» est en contact. Il y a outre cela un phé-
» nomène non moins constant que digne de
» réflexion ; si une partie du péritoine non
» enflammée se trouve en contact avec une
» autre qui l'est déjà, cette circonstance
» devient une cause suffisante pour que la
» première s'enflamme également, et soit
» par conséquent dans les conditions néces-
» saires pour devenir adhérente à la partie
» voisine (1). On comprend par là comment la plupart des coliques inflammatoires pour peu qu'elles se prolongent, sont en même temps des entérites et des péritonites.

Les divisions de colique bilieuse, venteuse et spasmodique, peuvent toutes devenir inflammatoires, et pour le moment le traitement est le même dans les commencemens; il s'agit avant tout de calmer les accidens

---

(1) Voyez Scarpa *sur les hernies*. Comparez *Traité des membranes* de Bichat. *Des membranes séreuses.*

inflammatoires. On peut ensuite adapter le traitement à la nature particulière de la maladie.

Parlons d'abord des cas rapides de gangrène. L'invasion est ordinairement violente, et la saignée doit être pratiquée dès les premières trois ou quatre heures à des intervalles très-courts, peut-être de deux ou trois heures, ensorte qu'on saigne quatre ou cinq fois dans les premières vingt-quatre heures. C'est ce qui n'arrive presque jamais; soit par la négligence des assistans à demander le médecin, soit par la lenteur de celui-ci, ou par les autres obstacles qui retardent sa visite. La première saignée n'a lieu que lorsque le mal est déjà fort avancé, et lorsqu'une fois les signes de gangrène ont commencé à se manifester, il n'y a plus de remède; la dernière saignée qu'on ordonne alors précipite peut-être la catastrophe en augmentant la foiblesse; mais on a la conscience qu'on doit conseiller encore cette saignée, quoiqu'on n'en espère plus rien, parce qu'on n'a aucun autre remède qu'on puisse lui substituer.

Ce que je dis ici, je crois qu'on peut le dire de tous les sujets jeunes ou assez forts pour supporter plusieurs saignées, et ils le sont presque toujours. Il est cependant des cas dans lesquels l'inflammation tourne très-promptement à la gangrène; dans des sujets très-délicats ou affoiblis par des maladies intérieures. Ainsi je me souviens d'en avoir vu un exemple dans un enfant de sept à huit ans, foible et disposé à une maladie de langueur. Il étoit à la campagne, et me trouvant dans le voisinage, j'allai lui faire une visite dans l'après midi; sa mère me dit que depuis son dîner, il y avoit deux ou trois heures, cet enfant se plaignoit de froid, et qu'il étoit tout pâle et frissonnant. Je l'examinai, je le trouvai sans douleur, avec le pouls petit et fréquent; je conseillai de le mettre au lit et de lui faire prendre quelque infusion chaude; il eut peine à se réchauffer après qu'il fut couché, et s'endormit. A dix heures du soir il se réveilla en jetant les hauts cris d'une douleur qui lui tenoit tout le côté droit, et lui gênoit beaucoup la respiration; on fut chercher un chirurgien de campagne qui ne lui trouva plus de pouls, il mourut sur le matin.

A l'ouverture du corps, on trouva le foye très-engorgé et de couleur livide, le péritoine de ce côté presque noir, et les intestins qui le touchoient gangrenés. Certainement une saignée eut été inutile ; il en auroit fallu plusieurs que l'enfant, vu sa grande foiblesse, n'auroit pas supportées.

La différence qu'il y a entre les cas dans lesquels la gangrène est inévitable, et ceux où l'on peut espérer de la prévenir, consiste en ce que, dans les premiers, le pouls reste petit après la saignée, au lieu que dans les autres, quoiqu'il soit petit et foible par la violence de la douleur, cet état spasmodique cesse ou diminue par la saignée, et le pouls se relève, ce qui permet de la réitérer. C'est pourquoi dans l'invasion de la maladie, et même pendant son progrès, c'est plutôt sur la douleur que sur le pouls qu'il faut se régler pour les saignées. Il ne faut jamais perdre de vue qu'une douleur excessive peut être l'effet ou devenir la cause de l'inflammation, et que le seul remède contre l'inflammation est la saignée. Ainsi malgré la foiblesse du pouls, tant que les symptômes de gangrène ne se font pas apercevoir, on ne doit pas craindre de répéter les saignées quand il y a *une douleur violente dans une maladie qu'on reconnoît pour inflammatoire.*

Ce qui me porte à croire que souvent lorsque le malade périt de gangrène, et que c'est un sujet jeune ou assez fort on auroit pu espérer de le sauver si on l'avoit saigné de bonne heure, c'est que dans les cas de ce genre que j'ai eu occasion de voir, on avoit laissé passer douze à vingt-quatre heures depuis l'invasion de la maladie. Dans la plupart le pouls étoit encore bon après la seconde saignée, mais après la troisième il devenoit mauvais, petit, fréquent, et les symptômes de gangrène ne tardoient pas à se manifester. Or, un malade qui vingt-quatre heures après l'invasion d'une maladie inflammatoire très-rapide, a pu supporter deux saignées, en auroit peut-être supporté quatre ou cinq, et même plus, si l'on avoit commencé à les faire plus tôt : ainsi, par exemple, il auroit pu avoir été saigné déjà deux fois au moment de la première saignée, qui alors auroit été la troisième.

Ensorte qu'il est bien possible que quelques-unes de ces coliques qu'on regarde comme incurables, parce qu'on croit que l'inflammation passe tout-à-coup à l'état de gangrène, ne le fussent réellement pas, si l'on avoit saigné plus tôt ; et l'on ne peut pas savoir si celles où l'on saigne de bonne heure, et dans lesquelles il semble qu'on n'a que la suppuration à redouter, n'auroient pas promptement tourné à la gangrène avec un mauvais pouls, si l'on avoit saigné plus tard.

Il résulteroit de ce raisonnement que tous les cas qu'on regarde comme mortels, parce qu'ils deviennent gangreneux, ne l'auroient pas été, ou se seroient seulement terminés par la suppuration, si l'on s'y fut pris de bonne heure pour les saignées. C'est ce que je ne puis pas tout-à-fait affirmer, et il peut y avoir des cas promptement gangreneux, même en saignant de très-bonne heure, dans des malades assez robustes (1); ce qui

---

(1) Voyez dans MORGAGNI de *Sedib. et caus. morb. Epist. XXXV*, divers cas où la saignée ne fut, et n'auroit pu être d'aucune utilité.

Voyez aussi le *Traité de la fièvre entéromésentérique* par MM. PETIT et SERRES. Le siège de la maladie est à la partie inférieure de l'iléum; un caractère essentiel est une douleur quand on presse le bas-ventre surtout du côté droit; ce qui semble indiquer la saignée, mais elle augmente le mal, de même que tout traitement antiphlogistique ou affoiblissant; la fièvre qui accompagne cette affection est

me porteroit à le croire, c'est l'apparence du sang, il est alors très-peu couenneux, au lieu que dans la disposition à la suppuration, il l'est ordinairement d'une manière évidente; et le retard de la saignée, qu'on peut regarder comme cause de la disposition à la gangrène, devroit plutôt augmenter que diminuer la croute inflammatoire. Au reste je donne ceci comme une conjecture; l'apparence du sang est trompeuse et sujette à varier: cependant, comme je l'ai déjà observé, on se conduit avec plus d'assurance pour les saignées dans les maladies inflammatoires, quand l'apparence du sang est con-

---

adynamique, et tous les accidens d'adynamie sont si prononcés qu'on voit bientôt que ce n'est pas à une véritable inflammation qu'on a à faire, ce qui est promptement confirmé par les fâcheux effets des essais du traitement ordinaire de l'inflammation: ce n'est que très-rarement qu'on peut employer les sangsues à l'anus, avec précaution et quand l'indication de dégorger les vaisseaux est manifeste. C'est la fièvre adynamique qui tue, et non l'affection locale, et c'est en traitant les accidens adynamiques par les toniques et les excitans qu'on guérit la maladie. Cet ouvrage très-intéressant mérite toute l'attention des praticiens.

forme à la maladie, c'est-à-dire lorsqu'il est couenneux.

Quand malgré les saignées faites de bonne heure et en quantité suffisante, les accidens ne diminuent pas, et que le progrès vers la gangrène continue, on doit supposer dans l'intestin un étranglement ou une invagination. Le signe le plus sûr d'un obstacle insurmontable dans l'intestin, c'est la continuation du vomissement, quoique la douleur paroisse diminuer par l'effet des saignées. J'ai vu dernièrement deux entérites qui prouvent ce diagnostic très-clairement, l'une chez une femme de trente-cinq ans, l'autre chez une de quarante-sept; dans toutes deux il y eut cela de singulier que les douleurs de ventre et le vomissement commencèrent sans fièvre; puis malgré les saignées, la douleur et l'angoisse allèrent en augmentant, et la fièvre ne vint qu'au commencement du troisième jour. Mais depuis ce jour-là le sort de ces deux malades fut bien différent; en continuant de saigner et en se réglant plus sur la douleur que sur le pouls, les vomissemens cessèrent chez la première, et la douleur exigea encore deux saignées après que le vomissement eut cessé. L'autre malade paroissant être mieux quant à la douleur, et ayant le ventre moins sensible au toucher, en un mot se sentant soulagée par les saignées, continua de vomir toujours plus abondamment, sans que l'état inflammatoire et douloureux parut augmenter, commença à avoir les extrémités froides le cinquième jour, et mourut au commencement du septième. L'ouverture du corps montra un étranglement dans l'iléum qui n'admettoit pas le petit doigt, et à l'endroit même de l'étranglement, dans sa partie supérieure, il y avoit un bourrelet formé par l'intestin, d'environ un pouce de long, noir et complétement gangrené, avec une protubérance qui marquoit que l'intestin étoit prêt à se rompre si la malade avoit vécu quelque temps de plus. La partie de l'intestin au-dessus de l'étranglement jusqu'à l'estomac étoit par tout légèrement phlogosée, le reste du canal intestinal au-dessous de l'étranglement étoit pâle sans aucune trace d'inflammation (1).

---

(1) Voyez *Hernie intérieure* soit *Hernie entérocèle*. Obs. de Mr. Martin le jeune. Annal. clin. de Montpellier, T. III, p. 334. En 1766, nous eumes

Il y a plusieurs années que je vis un cas remarquable ; une femme de passé cinquante ans fut attaquée d'entérite avec tous les accidens qui pouvoient faire craindre la gangrène ; au moyen des saignées répétées, du bain tiède, des anodins et autres remèdes usités, elle cessa d'avoir de la douleur et de la fièvre, mais les vomissemens continuèrent et durèrent jusqu'au quatorzième jour et au-delà ; cette femme mourut de foiblesse avec beaucoup d'angoisse et vomissant toujours.

A l'ouverture du corps on trouva les intestins très-pâles, sans la moindre apparence d'inflammation, ni de tendance à la suppuration ou à la gangrène ; mais il y avoit dans les intestins grêles un étranglement avec une invagination peu considérable qu'on dégagea aisément avec les doigts, l'intestin étoit aussi sain dans cet endroit que dans tous les autres. La mort de cette femme fut causée uniquement

---

à Vienne, dans l'hôpital de De Haen un exemple très-rare d'une hernie étranglée de l'iléum passant par une rupture du mésocolon. *Rat. medend. P. XI. Cap. XV. §. 11.*

par le spasme; l'inflammation avoit été plus que guérie (1).

Les cas qui menacent seulement de suppuration présentent plus de variété, et ont un cours plus long, par conséquent ils offrent plus de ressources que ceux qui sont promptement gangreneux; ils s'annoncent moins violemment, que la douleur soit générale ou qu'elle soit locale. Lorsqu'elle est générale, le ventre est douloureux en quelque endroit qu'on le touche, ordinairement il l'est plus dans le milieu, la fièvre est souvent peu forte; mais dès qu'il y a de la fièvre et une douleur qui augmente par la pression, la saignée est le meilleur et le principal remède; on doit la répéter deux ou trois fois dans les vingt-quatre heures, jusqu'à ce que le ventre puisse supporter d'être pressé sans douleur, et que la fièvre diminue, ce qui arrive presque toujours en même temps. Ces cas-là sont les plus simples et sont pour l'ordinaire promptement ter-

(1) Parmi les remèdes qu'on employa inutilement il est à regretter qu'ón n'eût pas tenté l'ipécacuanha, et surtout le mercure crud dont j'ai éprouvé depuis de très-bons effets en cas pareils.

minés si l'on n'a pas trop attendu avant que de saigner. Qu'il y ait ou qu'il n'y ait pas de vomissement, la conduite doit être la même quant à la saignée.

Dans les suppurations simples et sans foyer, toute la surface, ou plutôt une grande partie de la surface du péritoine, participe à l'inflammation. On trouve à l'ouverture des cadavres une couche de lymphe coagulable qui a transsudé de cette membrane et qui recouvre les intestins de manière à produire beaucoup d'adhérences; ordinairement il y a en même temps un épanchement purulent. Comme alors il n'y a pas de grangrène, le pouls et la chaleur restent sensibles jusqu'à la mort, mais cela est rare, parce que presque toujours il y a de la gangrène, ou une disposition très-prochaine à cette terminaison, et par conséquent perte de la chaleur et du pouls dans les dernières heures.

Cette espèce d'inflammation, quoique générale est phlegmoneuse, mais il y a apparence que le plus souvent quand le mal est général l'inflammation est érysipélateuse; et que lorsqu'il est local elle est plutôt phlegmoneuse, ce qui ne fait pas de différence pour le traitement quant à la saignée;

mais l'érysipéle sur les intestins doit tendre plus promptement à la gangrène, et admettre moins de saignées que le phlegmon. Les cas érysipélateux sont plus tôt mortels, mais aussi plus tôt guéris.

Lorsque le mal est local la marche de la maladie est plus insidieuse; souvent la douleur est peu de chose, et on la néglige, n'ayant pas là une personne de l'art qui puisse décider s'il y a de la fièvre; et on peut perdre ainsi un jour ou deux. Le médecin appelé trouve de la fièvre, en palpant le malade il augmente la douleur, et quelquefois la fait sentir très-vivement, quoique spontanément elle ne soit pas violente, le reste du ventre est souple et supporte la pression; il n'en est pas moins nécessaire de saigner, et de répéter la saignée jusqu'à ce que la douleur ait complétement cessé, et qu'on ne l'excite plus en pressant le ventre avec la main; pour cela il faut appuyer un peu fort, car quelquefois le siége en est si profond qu'on a de la peine à la faire sentir.

Les suites d'une guérison imparfaite avec douleur locale sont très-graves. L'effet des saignées répétées est de calmer la fièvre au point qu'il semble qu'il n'y en a plus du tout, et de diminuer tellement la douleur, qu'on a l'espérance de la voir se dissiper peu à peu, mais rien n'est plus trompeur; à mesure qu'on s'éloigne du moment de la saignée, la suppuration travaille sourdement, le pus s'amasse dans un foyer, puis se répandant tout-à-coup sur les intestins, occasionne de grandes souffrances, le ballonnement du ventre et bientôt une gangrène mortelle, à cause de la facilité avec laquelle le péritoine s'enflamme, par l'irritation que cause l'épanchement. J'ai vu plusieurs exemples de cette terminaison fatale, mais dans tous on avoit perdu un jour ou deux avant que de saigner.

D'autres fois, et c'est une des issues favorables, le pus perce l'intestin, et le malade en rend par les selles une quantité considérable, ce qui vide l'abcès, et le mal est terminé en quelques jours, ou au moins en quelques semaines. Je vis il y a plusieurs années un exemple de cette terminaison dans un jeune homme de vingt ans qui avoit souffert pendant trois jours des douleurs de ventre avec quelques vomissemens, avant que de demander du secours; il fallut le saigner huit fois quoique dans l'intervalle des saignées il fut souvent prêt à tomber en défaillance, mais la douleur revenoit avec violence, et la fièvre augmentant en même temps, il n'y avoit qu'une saignée qui le soulageât. Enfin passé le huitième jour, les douleurs ne revinrent plus, la sensibilité et la tension du ventre diminuèrent, mais il resta tendu dans sa partie inférieure, et le quatorzième jour, comme BOERHAAVE l'annonce (1), le malade rendit par les selles huit à neuf onces de pus en une seule fois; dès ce moment il eut une convalescence rapide. J'ai vu quelques autres cas semblables parmi lesquels le suivant mérite d'être rapporté.

Le 12 mars 1791, je fus appelé auprès d'un homme de cinquante-cinq ans d'une constitution saine et robuste. Il me dit que l'avant-dernière nuit, il s'étoit senti une barre au travers du ventre, qu'il avoit pris le lendemain un lavement, quoiqu'il eut eu une selle naturelle, que la nuit suivante avoit été assez bonne, et qu'il avoit pris le matin quatre cuillerées à café de crême de

(1) Aphor. 965.

tartre qui l'avoient bien évacué. Le pouls étoit naturel et le ventre très-peu douloureux.

Le 13, à neuf heures du matin, la douleur, qui n'étoit presque rien la veille, étoit revenue dans la nuit, et le ventre étoit douloureux au toucher, quoique très-mol, et quoiqu'on pût le presser assez fortement, mais le pouls étoit dur. J'ordonnai une saignée après laquelle il fut bien pendant tout le jour; à six heures du soir on pouvoit lui presser le ventre sans lui faire aucun mal; à six heures et demie il fut tout à coup saisi d'une douleur de ventre des plus violentes; je le vis à sept heures, le pouls étoit fort et fréquent, le ventre partout également très-dur et très-douloureux au toucher, l'angoisse étoit extrême; j'ordonnai une seconde saignée qui parut calmer la douleur; mais comme le pouls étoit encore dur le lendemain, on en fit une troisième, à la suite de laquelle la douleur et la fièvre cessèrent. Les jours suivans, sans que le malade se plaignît d'aucune souffrance, il reprit de la fièvre, perdit le sommeil, et il lui vint des aphthes sur la langue et dans le gosier, signe presque certain d'une suppuration intérieure. Le 23, en le palpant, je sentis dans la région iliaque droite, une tumeur profonde, de forme ovale et de cinq à six pouces de diamètre, très-dure et inégale, mais point sensible, même lorsqu'on la pressoit fortement. Le 27, comme le ventre étoit un peu douloureux, on mit huit sangsues au fondement qui firent cesser la douleur. Le 29, le malade rendit par les selles une assez grande quantité de pus sans mélange de matières fécales. La tumeur ne diminua pas de volume après cette évacuation, mais elle se dissipa peu à peu au moyen des pilules de Beloste, et le 15 mai il étoit à tous égards parfaitement bien.

La cause de ce mal paroît avoir été une chute que le malade avoit faite quelques jours auparavant entre les poutres d'une maison qu'il faisoit bâtir, de manière qu'il étoit tombé à cheval sur une poutre, mais il n'avoit pas senti une douleur à laquelle il crut devoir faire attention. L'abcès ne faisoit qu'une petite partie de la tumeur; il est étonnant qu'étant en suppuration, elle fût si peu sensible, même quand on la comprimoit avec beaucoup de force.

Dans ces cas-là le dépôt est contenu dans

la cavité du péritoine, il touche à l'intestin qui fait partie de ses parois, et le pus s'évacue complétement en perçant l'intestin. Mais d'autres fois, quoique le pus se forme un passage au travers de l'intestin, et que le malade en rende par les selles avec un soulagement momentané, le foyer n'est pas détruit, sans doute parce qu'il se trouve éloigné de l'intestin; le pus se forme et s'évacue de nouveau pour se former encore: cette alternative a lieu pendant des mois et des années; quelquefois le malade guérit, le plus souvent il périt de fièvre lente. Ce qui arrive aussi par le repompement du pus, lorsque l'abcès ayant percé, il s'accumule dans le petit bassin sans issue extérieure.

Quelquefois aussi, à la suite des diverses inflammations du bas-ventre, le pus fuse le long des muscles psoas et forme des abcès lombaires, ou bien il se fait jour à l'extérieur par une ouverture naturelle, ou on lui en pratique une artificielle; pour le moment le malade paroît hors de danger, mais les suites de ces suppurations sont toujours douteuses.

Il faut donc par tous les moyens possibles prévenir d'abord la suppuration, puis ses suites. Il n'entre dans notre plan que de parler des évacuations de sang qui sont le remède par lequel on guérit le plus souvent, mais sans lequel on ne guérit jamais ; car je n'appelle pas guérie une inflammation dans laquelle on n'a pas saigné et qui ne tue pas, lorsqu'elle se termine par la suppuration. Je ne puis cependant passer sous silence deux moyens qui peuvent être d'une grande ressource. Le premier est l'usage de l'opium, sous la forme que le malade supporte le mieux ; son effet aide beaucoup celui de la saignée, et l'on doit] toujours l'employer quand la douleur est excessive ; en la calmant il diminue une grande cause d'inflammation, mais il faut l'administrer avec prudence et de manière à ne pas masquer les progrès de l'inflammation. Quand la douleur spontanée n'est pas très-vive, il vaut mieux ne pas donner d'anodin et se servir de la douleur comme de règle pour la saignée. Un autre moyen que je n'ai jamais employé, mais que j'employerai quand l'occasion s'en présentera, dans les cas qui menacent de gangrène, c'est l'ipécacuanha donné après la première ou la seconde saignée, dans la même vue qu'on le donne dans les fièvres puerpérales; je crois qu'on pourroit en tirer un bon parti, j'exhorte du moins les praticiens à en faire l'essai.

Après les saignées répétées autant que la douleur le demande, on employe les sangsues quand la foiblesse du pouls ou celle du malade ne permet plus de saigner; on les applique au fondement quand le siége de la douleur est profond, et sur la place même s'il est peu profond, situé seulement sous les tégumens et les muscles, en un mot s'il est sensible à une pression médiocre, ce qui n'empêche pas de revenir à la saignée si la douleur semble le demander et que le pouls le permette. Ces dernières saignées ne doivent être que de huit à neuf onces, au lieu que les premières doivent être de dix, douze et même quinze onces, suivant les sujets.

J'ai vu un exemple de cet emploi alternatif de la saignée et des sangsues dans une fille de trente ans, qui sujette aux maux de ventre, en éprouva pendant deux ou trois jours, sans fièvre et sans qu'ils augmentassent par la pression. Tout à coup ils devinrent très-forts, avec de la fièvre et des vomissemens; elle fut saignée onze fois, et eut deux fois les sangsues à l'anus entre les saignées, dans l'intervalle de sept à huit jours, et fut entièrement rétablie après avoir été fort affoiblie par une si grande perte de sang; mais enfin elle échappa à la suppuration qu'il faut éviter à tout prix.

Souvent à la suite des couches il survient des coliques inflammatoires qui ne sont pas la vraie fièvre puerpérale. Après une ou deux saignées, et même sans avoir saigné, les douleurs générales se calment, et le mal se réunit en un seul dépôt tendant à la suppuration, situé ordinairement dans un des côtés du bas-ventre; si l'abcès s'ouvre dans la cavité de l'abdomen, la mort ne tarde pas à s'ensuivre. On doit attaquer le mal par tous les moyens d'évacuation de sang, d'abord par la saignée, soit du bras, soit du pied, puis par les sangsues à l'anus et sur la tumeur. Et si la malade est trop foible pour supporter cette évacuation, il faut la fortifier pour l'en rendre capable. Une jeune femme nourrice fut attaquée de cette maladie, bientôt elle fut obligée de cesser de nourrir, et quoiqu'elle fût extrêmement foible, elle ne fut pas moins saignée cinq ou six fois; mais elle prenoit le matin un julep cordial qui remontoit ses forces; le soir la fièvre se développoit avec un peu de rougeur aux joues, et on lui tiroit sept à huit onces de sang qui fut toujours couenneux avec beaucoup de sérosité; on ne discontinua ce traitement que lorsque la tumeur qu'elle avoit au-dessus de l'aine fut beaucoup diminuée de volume et indolente à la pression.

On observe les mêmes accidens par métastase dans les fièvres; un jeune homme de dix-huit à vingt ans en fournit un exemple. A la suite d'une fièvre putride, il lui survint une tumeur inflammatoire à la région iliaque droite d'environ sept pouces de long sur cinq de large; cette tumeur étoit fort douloureuse, et tendoit évidemment à la suppuration. Quoiqu'il fût si foible qu'il ne pouvoit pas se tenir debout, ni être transporté d'un lit à l'autre sans tomber en défaillance, avec le pouls constamment foible et fréquent, comme l'indication principale étoit d'empêcher la tumeur d'abcéder, je lui fis appliquer à diverses reprises sur l'endroit douloureux six à huit sangsues, qui faisoient toujours cesser la douleur et la disposition inflammatoire; il faisoit en même temps usage d'un julep éthéré. Par ce moyen l'on évita la suppuration, mais il resta une tumeur du même volume, indolente et dure, qui se dissipa peu à peu au moyen d'une pommade mercurielle et des douches.

Quelquefois l'abcès qui se forme dans le bas-ventre ne s'ouvre pas, mais ses parois s'épaississent, et les parties voisines contractent des adhérences entr'elles; il se forme un kiste qui contient le pus de manière qu'il ne s'épanche pas, ou ne s'épanche que tard, et les malades tombent en fièvre lente, comme cela doit arriver toutes les fois qu'il y a un foyer de suppuration sans issue à l'extérieur.

Une femme encore jeune vint à Genève du fond de l'Allemagne, dans un état de phthisie avancée, de manière cependant qu'on pouvoit bien juger que ce n'étoit pas une phthisie pulmonaire, parce qu'elle toussoit peu et qu'on sentoit de la résistance dans l'hypocondre gauche, mais pas au point de pouvoir juger de tout le mal. Neuf jours après son arrivée, elle fut tout à coup saisie de douleurs de ventre excessives, le ventre se ballonna, les urines se supprimèrent, le pouls devint petit et fréquent, et elle mourut le troisième jour des douleurs. Je jugeai qu'il y avoit épanchement de pus à la suite d'une rupture d'abcès. L'ouverture du corps confirma le diagnostic, qui au reste n'étoit pas difficile. On trouva une très-grande quantité de pus épanché dans tout le ventre, les intestins dans un état approchant de la gangrène, et dans l'hypocondre gauche une poche qui étoit formée par le diaphragme, la rate, le petit lobe du foie, et une partie du colon. Tous ces viscères adhéroient les uns aux autres; cette poche contenoit encore beaucoup de pus verdâtre et très-épais, elle s'étoit ouverte entre la rate et le colon. Il y avoit six mois que la maladie avoit commencé par des douleurs violentes dans l'hypocondre gauche, et comme la malade paroissoit épuisée pour avoir allaité son enfant, peut-être parce qu'on regarda la maladie comme asthénique, on se contenta de calmer les souffrances avec des anodins, et on ne saigna point. Cet état dura sept jours, au bout desquels les douleurs violentes cessèrent, mais il y avoit un point inflammatoire qui devint un foyer de suppuration, d'où résulta peu à peu la fièvre lente. Il est clair que dans ce moment d'inflammation il falloit saigner jusqu'à ce que le mal fût calmé, sans s'inquiéter de la foiblesse, qui dans une jeune femme se seroit bien guérie par la suite.

Un homme de cinquante ans fut attaqué de maux de ventre violens avec gonflement; la douleur se faisoit sentir surtout dans le milieu du bas-ventre, un peu au-dessous du nombril. Je ne le vis pas alors; il avoit sans doute peu de fièvre puisqu'il pouvoit sortir. Le mal fut combattu par des bains, des lavemens, des boissons adoucissantes, qui soulagèrent, mais qui ne guérirent pas. La douleur persista, enfin au bout de six mois, le malade étoit en fièvre lente avec une douleur fixe dans la région de la vessie; il fut obligé de garder le lit avec tous les symptômes d'une suppuration intérieure, suivie d'érosion démontrée par la sortie de vents et de matières fécales par l'urètre. A l'ouverture du corps on trouva un abcès situé entre la vessie et le rectum, qui étoient tous deux percés par le pus. Il est plus que probable que la saignée ou l'application de sangsues à l'anus auroit prévenu cette suppuration. Ces deux observations font voir combien l'omission de la saignée est fatale dans les maladies inflammatoires. Je pourrois malheureusement citer bien d'autres cas semblables.

Souvent on trouve à l'ouverture des cadavres, après des maladies longues causées par une douleur interne peu violente, mais opiniâtre et accompagnée de fièvre lente, une suppuration dans quelque viscère dont on ignore l'origine, une ulcération de la membrane muqueuse des intestins. Quand la maladie est formée il est trop tard pour la guérir, au moins par la saignée qui ne peut plus qu'affoiblir. Les autres moyens de traiter ces phlegmasies chroniques n'entrent pas dans notre plan (1).

La plus grande apparence de foiblesse ne doit pas empêcher de saigner lorsque les douleurs de ventre font craindre une inflammation; car lorsque cette inflammation existe réellement, le malade mourra certainement si on ne le saigne pas, et on a quelque chance de le guérir en le saignant.

Une femme de trente-cinq ans, foible, décolorée, enfin chlorotique, bouffie et disposée à l'hydropisie, fut tout à coup prise de fortes douleurs de ventre qui augmentoient par la pression ; le pouls étoit fréquent,

---

(1) Voyez Broussais, ouvrage cité T. II.

mais peu fort, tel qu'il devoit l'être dans cet état. Je n'osai pas la saigner, et je prescrivis une mixture calmante qui ne donna aucun soulagement, alors je risquai de faire tirer trois onces ou une tasse de sang; je revins au bout de quatre heures, la malade avoit supporté la saignée et les douleurs avoient diminué, mais elle recommençoient, le pouls étoit le même; je fis faire une saignée de huit onces qui la soulagea beaucoup, puis deux autres aussi de huit onces qui emportèrent enfin les douleurs; il est vrai que l'enflure augmenta, et qu'il fallut ensuite un traitement combiné des diététiques avec les martiaux; mais à la fin cette femme se rétablit complétement, et je m'applaudis de l'avoir fait saigner.

Quelquefois l'invasion d'une inflammation des intestins en impose par une apparence bilieuse; on fait plus d'attention au vomissement et aux matières vomies qu'à la cause de cet accident, et l'on perd ou l'on retarde le moment de saigner. Dès qu'on a une raison suffisante pour craindre une colique inflammatoire, quels que soient les symptômes de bile, ou même de foiblesse, qui masquent la nature du mal, il faut commencer par la saignée du bras, et ne pas perdre un temps précieux à mettre des sangsues dont l'effet est beaucoup moins prompt: c'est une règle dont on ne doit jamais s'écarter. La foiblesse du tempérament, ou l'âge avancé du malade, sont une raison pour faire promptement la seule saignée qu'il pourra supporter; on employera ensuite les sangsues s'il le faut. Ce que je dis là n'est pas absolument sans exception, il est des cas très-fâcheux où la saignée est inadmissible; mais il ne faut jamais perdre de vue que, *si le mal indique la saignée, moins le malade paroît capable de la supporter, et plus il est instant de la faire de bonne heure.*

Le bain tiède est un moyen généralement employé dans les maladies inflammatoires du bas-ventre. Il paroît d'après le raisonnement et l'expérience, que la saignée doit précéder le bain; l'indication dans ces maladies est de détendre, et l'on peut beaucoup mieux attendre cet effet d'un bain pris après une saignée, que de la saignée pratiquée après le bain; l'impression du bain tiède sur le système nerveux est souvent telle, qu'un bain pourra empêcher le malade de bien supporter la saignée, qui est cependant le remède essentiel. Le bain tiède dilate les vaisseaux, cet effet sera plus complet et plus favorable si l'on diminue auparavant la quantité des fluides. Enfin, dans ces cas-là, c'est d'après l'expérience qu'il faut se conduire; l'on ne doit employer le bain que lorsque la première, ou plutôt la seconde saignée, ne soulage pas suffisamment; et si le malade ne le supporte pas bien, si, peu de temps après y être entré, il est sur le point de se trouver mal, il vaut mieux s'en abstenir.

Il y a quelques cas dans lesquels on devroit faire précéder le bain, c'est lorsque le pouls seroit si foible qu'on n'oseroit pas saigner, surtout s'il se joignoit à cette foiblesse du pouls un froid général; alors on pourroit espérer que la chaleur d'un bain plus que tiède, relevant le pouls et ranimant la circulation, pourroit rendre la saignée praticable après le bain; l'enfant dont nous avons parlé pag. 148 en offre un exemple, mais on ne pourroit se flatter de quelque succès que dans un sujet plus fort, et même plus éloigné de l'enfance.

Hernies étranglées.

On doit placer les *Hernies étranglées* parmi les inflammations du bas-ventre, et c'est la gangrène qu'on a toujours à redouter dans ces cas-là. Il faut saigner pour peu que le pouls le permette, le plus souvent il le demande ; les saignées doivent être très-fortes, lors même que le malade tomberoit en défaillance : chacun sait que cette circonstance est favorable à la rentrée de la hernie, en faisant cesser le spasme, qui cause presque toujours l'étranglement. Peut-être même conviendroit-il quelquefois de saigner le malade debout, ou au moins assis, afin de provoquer la défaillance (1). Si l'on est

---

(1) On trouve dans le 54.e tome de la *Bibliothèque Britannique*, pag. 55, sept. 1803, l'histoire fort remarquable d'un cas d'hydrophobie parfaitement caractérisée, guéri par la saignée. L'auteur conclut de l'effet du remède que la maladie est éminemment inflammatoire, et s'appuye du sentiment de BOERHAAVE ; en sorte qu'il croit que c'est à tort qu'on a placé l'hydrophobie parmi les névroses, avec le tétanos; il nie qu'il y ait de l'analogie entre les deux maladies, comme leur apparence a pu le faire

obligé d'en venir à l'opération, les saignées qui auront précédé en favoriseront le succès, en diminuant la disposition inflammatoire.

Fièvre puerpérale

La *Fièvre puerpérale* proprement dite,

---

penser. Mais la manière dont la saignée opéra dans ce cas pourroit plutôt faire regarder l'hydrophobie comme un extrême spasme; car c'est en produisant presque la défaillance par une saignée de quarante onces, puis deux heures après la défaillance complète, par une saignée de huit onces, qu'il guérit tout à coup une hydrophobie déjà avancée, beaucoup plus promptement qu'on n'auroit jamais guéri une maladie inflammatoire aussi violente, que la saignée jusqu'à la défaillance n'auroit pas empêché de suivre un cours inflammatoire, qui auroit cessé graduellement, comme cela arrive dans le traitement des phlegmasies un peu graves. Cet effet antispasmodique de la saignée pourroit bien rendre plausible l'idée de tenter ce moyen dans le tétanos; c'est même l'avis de l'auteur de cette observation, quoiqu'il ne considère l'effet de la saignée jusqu'à la défaillance dans l'hydrophobie, qu'autant que cette maladie est plus inflammatoire que nerveuse. Quoiqu'il en soit de la manière dont agit la saignée poussée jusqu'à la défaillance dans ces cas-là, ce n'en est pas moins une méthode à employer hardiment, dans deux maladies aussi graves et aussi rebelles.

celle qui se guérit presque uniquement par l'ipécacuanha, est plus commune dans les hôpitaux, où DOULCET a commencé à pratiquer son traitement, que chez les particuliers où elle est souvent compliquée d'inflammation, en sorte qu'on employe avec succès les deux méthodes, celle par l'ipécacuanha et la méthode antiphlogistique. Je sais qu'on peut regarder l'action de l'ipécacuanha comme antiphlogistique; son effet paroît être de détruire, ou plutôt de prévenir le foyer inflammatoire qui s'établit dans le bas-ventre, comme le prouve la suppuration trouvée à l'ouverture des femmes mortes de fièvre puerpérale. On doit cependant remarquer que la véritable fièvre puerpérale de DOULCET, celle dans laquelle l'ipécacuanha triomphe, est souvent épidémique et accompagnée de plusieurs symptômes de putridité, de diarrhée, de défaillances malgré les vives douleurs, de la disparition du lait, et fréquemment de la cessation des lochies, avec un pouls foible et petit. Au lieu que dans la pratique particulière, on observe souvent dans ces maladies une violente douleur dans le ventre, avec un pouls fort et dur, de la chaleur à la peau, de la constipation, la présence du lait dans les seins, et les lochies en bon état. Il y a alors complication d'inflammation pour laquelle il faut saigner, et de fièvre putride pour laquelle il faut ensuite donner l'ipécacuanha : les cas suivans sont de cette espèce.

Une femme de trente-quatre ans, d'un tempérament délicat, ayant eu longtemps la poitrine foible, accoucha le 16 septembre; l'accouchement fut naturel, elle allaita facilement son enfant, et tout alla bien jusqu'au 23 dans la nuit, c'est-à-dire vers la fin du septième jour de ses couches, qu'elle fut saisie d'un frisson accompagné de froid et de douleur de ventre.

Le 24, huitième jour, le pouls étoit à cent-vingt; elle se plaignoit d'angoisse et de chaleur sèche; le ventre étoit un peu douloureux au toucher, d'ailleurs il étoit très-souple, mais il y avoit de la constipation. Je ne prescrivis qu'un julep adoucissant et un lavement émollient. Le soir il y avoit eu une bonne selle, l'état étoit le même, le lait en quantité suffisante, et l'enfant tetoit bien.

Je ne considérai pas cette maladie comme une fièvre puerpérale, mais bien comme pouvant avoir les mêmes conséquences. Le ventre étoit mol et point gonflé, les douleurs médiocres, le pouls pas trop foible, et la sécrétion du lait se faisoit très-bien; la maladie sembloit tendre plutôt à l'inflammation qu'à la putridité, et la diathèse laiteuse devoit être prise en considération (1). J'ordonnai *une saignée de huit onces* seulement, la malade paroissoit fort peu disposée à en supporter une plus forte; l'effet de cette saignée fut une défaillance presque complète, et une sueur abondante qui ne dura pas, mais à la suite de laquelle la nuit fut meilleure que la précédente.

Le 25, à neuf heures du matin, pouls cent-dix, sang très-couenneux avec beaucoup de sérosité; c'étoit suivant l'apparence

(1) Quelques auteurs nient qu'il y ait une fièvre puerpérale, et ne voyent pas de différence entre la fièvre des accouchées, et celle que pourroit avoir une femme qui ne seroit pas en couche, même un homme. A la bonne heure, ce peut être la même fièvre, mais il y a de plus la diathèse laiteuse, et l'état de relâchement de toutes les parties contenues dans le basventre, suite nécessaire de l'accouchement; c'est ce qui fait la différence et ce qui constitue la fièvre puerpérale.

du sang, une maladie inflammatoire dans un sujet peu sanguin. Les douleurs spontanées avoient diminué, mais au toucher elles étoient les mêmes, la peau étoit sèche, la langue blanche, et il y avoit eu des maux de cœur. *Dix-huit grains d'ipécacuanha* firent vomir quatre fois sans causer de maux de ventre, et procurèrent une selle de bonne consistance. A huit heures du soir, pouls cent-vingt, plus fort, peau sèche et chaude, urine trouble, ventre toujours douloureux au toucher. L'ipécacuanha n'avoit pas produit de changement dans la maladie qui suivoit son cours inflammatoire. *Seconde saignée de huit onces.*

Le 26 au matin, la saignée n'avoit point causé de défaillance, les douleurs de ventre avoient diminué, mais elles étoient à peu près les mêmes au toucher; pouls cent-dix, peau humide, transpiration dans la nuit, sang couenneux. A huit heures du soir, pouls cent-trente, pas si fort, sueur générale, beaucoup d'abattement, les douleurs fort diminuées, au rapport de la malade.

Le 27, à neuf heures du matin, nuit inquiète, douleurs plus fortes au toucher, ventre mol, la malade avoit eu une selle dans la nuit presque sans s'en apercevoir, pouls cent-vingt-quatre, assez fort, la sueur continuoit; *une saignée de dix onces* lui donna une demi-défaillance et du repos. A quatre heures après midi, pouls cent-quatre, pas trop fort, une sueur générale et chaude, beaucoup d'abattement, les douleurs spontanées presque nulles, mais point diminuées au toucher; et malgré une grande chaleur, la malade se plaignoit d'un froid intérieur; elle avoit encore eu une selle involontaire. Il n'y avoit plus de lait dans les seins.

Je réfléchis beaucoup si je devois donner l'ipécacuanha une seconde fois; la disparition du lait étoit ici l'effet et non la cause du mal, ce n'étoit pas une vraie fièvre puerpérale, mais comme le premier vomissement n'avoit causé aucune douleur, qu'il y avoit cependant dans cette maladie quelque chose de puerpéral, et que l'effet immédiat de ce remède n'est pas dans les intestins, mais dans l'estomac, je prescrivis *dix-huit grains d'ipécacuanha* qui firent peu vomir, mais qui procurèrent une selle enpurée; depuis, la malade fut plus tranquille. Le soir elle avoit de la disposition au sommeil, la sueur continuoit, et la douleur étoit moins forte au toucher.

Le 28, à neuf heures du matin, pouls cent-trente, la douleur spontanée assez forte dans l'hypogastre pour obliger la malade à crier, quoiqu'elle fût fort patiente. La sueur avoit cessé le soir et étoit revenue le matin, avec une éruption miliaire au bras, à la poitrine et au dos; la malade étoit beaucoup moins abattue. Comme le siége du mal paroissoit être particulièrement dans l'hypogastre, je fis appliquer *six sangsues à l'anus;* mais elles ne produisirent qu'une fort petite évacuation et causèrent beaucoup de fatigue (1). A trois heures après midi la douleur étoit plus forte, et le pouls à cent-quarante; j'ordonnai *une saignée de dix onces au moins*, que la malade supporta fort bien. A dix heures, pouls cent-trente, point foible, beaucoup d'angoisse et un peu moins de douleur, le peu d'urine qu'on put recueillir étoit de couleur brune, avec un sédiment épais, la sueur continuoit et il y avoit quelques rêve-

(1) Cependant, dans d'autres cas, j'ai retiré un grand avantage des sangsues.

ries, on mit *un grand emplâtre de vésicatoire* sur le bas-ventre.

Dès ce moment la période inflammatoire cessa, et les douleurs ne revinrent pas. La maladie prit une tournure putride qui fut jugée par les sueurs, les aphthes, et surtout les évacuations par les selles, et fut entièrement terminée le vingtième jour.

Ce n'est pas ici le lieu de parler des différens remèdes intérieurs employés dans le traitement, mais on pourroit me demander pourquoi je n'ordonnai pas la saignée à ma première visite? Je répondrai que vraisemblablement j'aurois mieux fait, mais que le tempérament, en apparence foible, et la pâleur de la malade, m'en détournèrent pour le premier jour; que, vu la constipation, je ne crus pas qu'il y eût du danger à attendre l'effet du lavement, et enfin que j'ai vu souvent de pareils symptômes se calmer par les adoucissans, sans avoir besoin de la saignée.

La dernière saignée étoit nécessaire, elle emporta les douleurs de ventre, ne dérangea point l'éruption miliaire, ni la sueur, et n'empêcha point la sortie des aphthes qui contribuèrent sans doute à juger complètement la maladie. Cela prouve que lorsque les symptômes indiquent directement la saignée, la sueur et une éruption ne sont pas des obstacles qui doivent arrêter.

Mais si j'avois donné sur-le-champ l'ipécacuanha qui est comme le spécifique des maux de ventre des accouchées, j'aurois peut-être prévenu la disposition inflammatoire, et la nécessité de la saignée. Je ne le pense pas; les caractères de la fièvre puerpérale sont des douleurs de ventre spontanées que la pression augmente, et que quelquefois elle n'augmente pas, le pouls fréquent, mais généralement foible, le ventre ballonné, souvent de la diarrhée, presque toujours beaucoup d'affaissement, et surtout la disparition du lait. Ici nous voyons dans ce moment de la maladie, le ventre mol et point gonflé, les douleurs médiocres, le pouls pas trop foible, et la sécrétion du lait se faisant très-bien. Je ne regardai donc pas cette maladie comme une vraie fièvre puerpérale, et dans cet état d'inflammation, j'aurois cru l'ipécacuanha, sinon nuisible, au moins inutile, et plus utile après la saignée. Le soulagement qu'elle procura et la couenne du sang me confirmèrent dans l'idée que la maladie étoit alors essentiellement inflammatoire.

Quand j'ai dit que la retraite du lait étoit ici l'effet et non la cause de la maladie, j'ai paru en inférer que dans la fièvre puerpérale cette retraite est la cause du mal. Je ne dis pas cela précisément ; je veux seulement dire que l'absence du lait est un des symptômes essentiels, sur lequel l'ipécacuanha a un effet marqué, que c'est surtout quand à la suite des douleurs calmées le lait revient, qu'on peut le mieux compter sur la guérison; non qu'on ne puisse guérir d'une fièvre puerpérale sans que le lait revienne aux seins, mais alors le traitement est plus long et la maladie aussi : et quoique la disparition du lait soit un symptôme caractéristique de la fièvre puerpérale, cependant elle peut avoir lieu sans cette disparition.

Une jeune femme au quatrième jour de sa couche fut prise au milieu de la nuit de douleurs atroces dans l'épigastre; vingt-quatre grains d'ipécacuanha la guérirent comme par enchantement. Le lendemain au soir elle eut encore de fortes douleurs de ventre auxquelles l'ipécacuanha ne donna aucun soulagement, et qui cessèrent bientôt au moyen du laudanum. Les premières douleurs étoient de celles que l'ipécacuanha guérit, les secondes de celles qu'il ne guérit pas.

Une autre jeune femme prit de violens maux de ventre quelques jours après son accouchement; son chirurgien, après avoir tenté divers remèdes adoucissans, se détermina à lui donner l'ipécacuanha, cependant il voulut auparavant avoir mon avis; je trouvai beaucoup de fièvre, une douleur vive, profonde et augmentant considérablement par la pression, dans la région iliaque gauche; d'ailleurs la sécrétion du lait n'étoit point interrompue. D'après ces symptômes je jugeai le cas plus inflammatoire que puerpéral (qu'on me passe l'expression), et je conseillai la saignée, et non l'ipécacuanha. La saignée soulagea un peu, le sang fut inflammatoire; il fallut encore saigner à diverses reprises, parce qu'il y eut des espèces de rechutes : la malade continua d'allaiter son enfant. Le mal étoit toujours dans un point fixe, et toute la marche de la maladie nous prouva que ce qu'il y avoit à craindre étoit plutôt un abcès local, que l'affection générale des intestins ou du péritoine qu'on observe dans les fièvres puerpérales. Cependant nous donnâmes l'ipécacuanha dans certains momens avec succès, parce que dans tous les cas de ce genre, la diathèse laiteuse a son influence, et l'ipécacuanha son bon effet, selon le moment de l'administration (1).

Avant que DOULCET eût fait connoître une méthode dont il n'est pas l'inventeur, mais qu'il a singulièrement perfectionnée et fixée, nous avons eu ici plusieurs fièvres de femmes en couche qu'on devroit appeler fièvres puerpérales, et dans lesquelles il y avoit évidemment des symptômes inflammatoires; on saignait autant que les accidens le demandoient, et je me rappelle d'avoir saigné avec succès dès le second jour après l'accouchement, et même avant la fin du premier, c'est-à-dire avant que le lait se fût porté complétement aux seins. Il est vrai que quelquefois la maladie prenoit une tournure putride, et alors il arrivoit que nous perdions des malades qu'on sauveroit vraisemblablement à présent avec l'ipécacuanha. Je conçois aussi qu'en administrant ce remède

---

(1) Voyez et comparez les ouvrages de DOUBLÆT et de DE LA ROCHE *sur la fièvre puerpérale.*

de bonne heure dans les *vraies fièvres puerpérales*, on peut empêcher le foyer inflammatoire de se former, et que par là on évite la nécessité de saigner.

Comme nous l'avons déjà observé, la fièvre puerpérale est une maladie tantôt inflammatoire et tantôt putride, souvent compliquée de ces deux caractères, et dont la gravité est surtout augmentée par la disposition de corps et d'esprit où se trouvent les femmes nouvellement accouchées. Je crois que les cas de fièvres puerpérales inflammatoires, ou compliquées d'inflammation, se rencontrent plus fréquemment dans la pratique particulière que dans un hôpital, lieu où Doulcet a employé sa méthode, et où différentes causes affoiblissantes concourent à rendre l'usage de la saignée peu fréquent et peu nécessaire; il n'en est pas ainsi des malades bien nourries, bien logées, et dans des circonstances tout autres que celles où se trouvent les malades d'hôpital.

On a beaucoup parlé des dépôts laiteux à la suite des couches; Puzos en particulier a donné sur ce sujet trois mémoires (1) dans

(1) Traité des accouchemens, p. 341.

lesquels il recommande expressément les saignées répétées à courts intervalles, comme prévenant la suppuration et toutes les suites fâcheuses de l'inflammation. Je crois en général sa pratique bien fondée; c'est suivant ses principes que je traitai la malade dont j'ai parlé page 166, mais j'observerai sur les dépôts de la seconde classe (qui se manifestent par l'infiltration d'une des extrémités inférieures avec une enflure considérable et douloureuse, qui commence à l'aine, s'étend jusqu'au pied, et passe ensuite de l'autre côté), j'observerai, dis-je, que j'ai vu plusieurs de ces cas, quoique peu communs, et que je les ai toujours guéris *sans saignée*, par les apéritifs et les purgatifs, surtout par les pilules de Beloste, et par des applications sèches, comme la farine grillée, ou les fumigations aromatiques, au lieu des applications émollientes et huileuses conseillées par Puzos et Levret (1), qui paroissent peu convenables et augmentent l'atonie dans un cas presque tout leucophlegmatique. Je reconnois cependant l'utilité de la saignée au commencement de l'acci-

(1) Art des accouchemens, p. 175 et 349.

dent, si la fièvre et la douleur l'indiquent. Les trois mémoires de PUZOS méritent d'être lus avec attention; l'auteur préfère en général la saignée du pied, cependant, d'après la lecture de tous les cas qu'il rapporte, on ne voit pas de raison pour croire qu'elle ait agi autrement que comme saignée, et qu'elle mérite la préférence sur celle du bras.

On observe quelquefois à la suite des couches de violens maux de tête pour lesquels PUZOS auroit sans doute employé avec succès la saignée du pied, et que les sangsues aux tempes guérissent très-promptement. Il y a plus de trente ans qu'une jeune femme mourut peu de jours après être accouchée; j'ignore les détails de la maladie, son mal consistoit surtout en une violente douleur de tête, dans laquelle elle voyoit la chambre pleine de fumée. J'ai vu dernièrement une femme qui au quatrième jour de ses couches, apres avoir eu la fièvre le troisième jour sans que lait se fût porté aux seins, fut saisie d'une forte douleur au front, et se plaignoit aussi que la chambre étoit pleine d'une fumée jaune; ce symptôme inquiétant et la douleur frontale cessèrent sur-le-champ par l'application de quatre sangsues aux tempes, et ne reparurent plus.

Inflammation des autres viscères du bas-ventre.

Ce que nous avons dit de l'inflammation du bas-ventre en général, doit s'entendre de chaque viscère en particulier. On a fait des genres pour chacun; ces divisions ne sont presque d'aucune utilité pour la pratique de la saignée. Dans l'inflammation de chaque viscère ce sont les mêmes règles à suivre; de là vient qu'il n'y a pas de danger à se tromper sur le siége précis de la maladie, dans les premiers momens. Outre les règles générales sur les saignées, il y a quelques observations à faire selon le viscère affecté.

L'*Hépatite* est facile à confondre avec la pleurésie quand le point est du côté droit; la méprise n'est pas de conséquence pour les premiers secours à porter au malade; la suite de la maladie éclaire sur les changemens à faire au traitement. Après les premières saignées du bras, on devra particulièrement insister sur l'application des sangsues à l'anus, à cause des communications avec le foie par le système hémorroïdal.

La *Jaunisse* a été guérie quelquefois par des saignées, mais c'est parce qu'il y avoit de la fièvre et une douleur vive; et alors, comme lorsque cela arrive dans les maladies chroniques, on doit faire la médecine des symptômes; ce cas rentre dans l'hépatite. Ordinairement dans la jaunisse il n'est pas nécessaire de saigner, mais comme il y a engorgement, il est souvent fort utile d'appliquer les sangsues à l'anus. Si malgré ce remède le pouls reste dur, et que les accidens d'engorgement et de tension dans la région hépatique persistent, il ne faut pas craindre de saigner, lors même qu'il n'y a pas de fièvre proprement dite.

Dans *l'inflammation de la vessie et celle de la matrice*, après les saignées générales, ce sera plus particulièrement le cas d'appliquer les sangsues à l'anus, au périnée, à la vulve, ou à la place même de la douleur. Comme *la colique néphrétique* est le plus souvent spasmodique en même temps qu'inflammatoire, les saignées sont moins pressées, et quand on en a fait une, il convient de tenter les bains tièdes, les fomentations et les anodins, avant que de la répéter.

La *Gastrite* n'admet pour le traitement par la saignée aucune différence d'avec l'entérite. Dans la première, les vomissemens sont plus fréquens et plus prompts, et c'est particulièrement dans cette maladie que doit s'appliquer le précepte de ne pas donner à boire au malade; en général dans ces sortes d'inflammations, on doit éviter tout liquide qui excite le vomissement dont le renouvellement fatigue plus que la boisson ne soulage. L'inflammation de l'estomac chemine rapidement vers la gangrène, le plus souvent elle est mortelle; outre les saignées du bras copieuses et promptes, l'application des sangsues à l'épigastre est manifestement indiquée.

Dans ces cas, comme dans tous les autres, quoique le malade soit, ou paroisse être sans fièvre, même avec un pouls foible, la saignée est nécessaire si la douleur est excessive ou permanente, et que quelque viscère important en soit le siège. Il arrive cependant que par trop de crainte de l'inflammation, on pousse les évacuations de sang au-delà des justes bornes.

Une fille âgée de vingt-trois ans, sujette

aux maux d'estomac, avoit dans cette partie de violentes douleurs depuis quelques jours; je la vis le 8 octobre 1811 à neuf heures du matin; elle étoit absolument sans fièvre, et la région de l'estomac n'étoit pas douloureuse au toucher, je prescrivis *demi-grain d'opium* toutes les deux heures.

Le 9, il n'y avoit aucun changement dans son état, quoiqu'elle eût pris trois grains d'opium; les douleurs étoient très-fortes, les urines abondantes et limpides, les selles naturelles, point de fièvre; *six sangsues à l'épigastre.*

Le 10, la douleur étoit la même, le pouls un peu plus fréquent, et la respiration un peu précipitée; *une saignée de neuf onces.*

Le 11, je ne pus la voir qu'à six heures du soir; comme la saignée de la veille n'avoit procuré aucun soulagement, elle avoit été *saignée une seconde fois* le matin. Le sang dans les deux vases n'étoit pas couenneux, mais d'une consistance ferme, le pouls à cent, peu fort, la douleur plus vive quand la malade étoit couchée sur le dos, l'épigastre n'étoit point tendu; la douleur augmentoit, surtout après la déglutition, mais il n'y avoit point de différence quoi qu'elle avalât de liquide ; une cuillerée d'émulsion la faisoit souffrir tout comme une cuillerée d'eau ; la langue, auparavant nette, étoit un peu blanche. *Une troisième saignée, un grand vésicatoire à l'épigastre, et une mixture de six onces avec quarante gouttes de laudanum liquide.*

Le 12 au matin, il n'y avoit aucun changement dans les douleurs, le sang n'étoit point inflammatoire, l'urine naturelle, le pouls à cent-vingt, foible, la respiration précipitée ; je prescrivis seulement du bouillon de poulet. Le soir l'état étoit le même, le pouls de cent-quinze à cent-vingt-cinq ; *vésicatoires aux jambes.*

Le 13 au matin, beaucoup de foiblesse, pouls cent-vingt qui disparoissoit lorsque la malade se donnoit du mouvement ; elle craignoit d'avaler, non pour aucune douleur de l'œsophage, mais à cause de celle qu'elle ressentoit dans l'estomac, quelque petite quantité d'aliment solide ou de boisson qu'elle essayât de prendre. Je prescrivis une mixture avec *six grains de musc, demi-once de sirop de guimauve, et deux onces et demie d'eau de lis*, dont elle devoit prendre une cuillerée à bouche toutes les deux heures, ce qui faisoit un grain de musc par cuillerée. Elle eut beaucoup de peine à prendre la première dose à plusieurs reprises; elle lui causoit de la douleur seulement comme boisson, elle avala facilement la seconde, et dès-lors elle n'eut plus aucune douleur; elle acheva la mixture dans le jour. Le lendemain elle étoit guérie et n'a eu aucun mal depuis.

On ne peut pas refuser au musc la gloire d'avoir guéri dans ce cas, mais il auroit fallu le donner après la première saignée; la douleur étoit purement nerveuse : quoique violente elle n'avoit pas de caractère vraiment inflammatoire, elle n'augmentoit pas par la pression de l'endroit douloureux, il n'y avoit pas de vomissement, le pouls ne demandoit pas la saignée, le sang ne fut jamais couenneux, les saignées ne procurèrent aucun soulagement commes elles en procurent d'ordinaire pour quelque tems dans les inflammations, quoique la douleur revienne ensuite; mes craintes étoient donc exagérées. Il étoit prudent de faire *une* saignée, mais les deux dernières étoient de trop.

Malgré cela, quand une irritation opiniâtre affecte, un viscère quelconque, et que les remèdes ordinaires n'ont pas réussi, il convient de tenter la saignée, lors même qu'il n'y a pas d'apparence d'inflammation, à moins que l'état du malade ne la contre-indique absolument, car une irritation long-temps continuée dans un seul point, peut toujours occasionner, sinon une inflammation, au moins un engorgement pour lequel la saignée convient, quand ce ne seroit que comme antispasmodique. Ainsi il m'est arrivé plusieurs fois de faire cesser par une saignée de trois ou quatre onces dans des enfans, un vomissement qui avoit résisté à tous les remèdes les mieux indiqués, quoiqu'il n'y eût absolument pas de fièvre.

Il y a des maladies chroniques qui ont de temps en temps des redoublemens de mal qui exigent la saignée; souvent ce n'est pas par le pouls qu'on peut juger de la nécessité de ce remède, mais c'est par l'ensemble des symptômes, et par l'expérience qu'on a de son effet dans des attaques précédentes. Ainsi j'ai donné mes soins à une femme de cinquante ans, encore réglée, très-délicate, d'une sensibilité extrême, et qui ne peut supporter aucune espèce de narcotique; son mal est une douleur constante, plus ou moins forte à l'épigastre, qu'on ne peut lui toucher sans la faire beaucoup souffrir, la douleur se propageant dans tout l'abdomen et le dos. Quand cette douleur devient plus forte par une cause physique ou morale, le mal va en augmentant, et aucun remède ne la soulage qu'une saignée de cinq à six onces, qu'il faut quelquefois répéter; son pouls dans ces momens-là est entre soixante et quinze et quatre-vingts, petit et foible; la respiration est courte, l'haleine chaude, les lèvres sèches, la peau brûlante; après la saignée le pouls devient plus fort, une douce transpiration s'établit, et le calme renaît pour quelque temps, sans qu'on gagne rien sur le fond de la maladie, qui paroît tenir à un principe de rhumatisme porté à l'intérieur. Si l'on ne saignait pas je ne doute pas que la maladie ne prît une tournure inflammatoire, qui demanderoit plus de saignée que la malade ne pourroit en supporter. Quelquefois on a voulu suppléer à la saignée par les sangsues à l'anus ou à l'épigastre; mais quoique par ce moyen on tirât autant de sang que par la saignée, le soulagement a été nul ou bien petit; ce n'est que par la saignée du bras qu'on a pu obtenir un mieux marqué.

Dans les malades de cette espèce, il est important de bien choisir le moment de la saignée, car si on la pratique trop tôt, elle affoiblit sans produire un soulagement suffisant, et l'on se prive de l'avantage de se servir de ce moyen quand on en auroit le plus grand besoin. Il faut saigner quand le mal est *à son point*, ni plus tôt, ni plus tard.

Je n'ai jamais observé de *splenitis*. Et quant à l'inflammation des autres viscères du bas-ventre, ma pratique ne m'a pas donné assez d'expérience pour que je puisse entrer dans des détails différens de ce qu'on peut trouver dans les auteurs, et je ne veux pas faire un livre avec des livres (1).

J'ajouterai cependant qu'excepté les intestins et l'estomac, qu'on doit considérer comme faisant partie du canal intestinal, l'inflammation des autres viscères du bas-ventre a plus de disposition à la suppuration qu'à la

(1) Voyez *De curandis hominum morbis Epitome : auctore* J. P. Franck. *Inflammationes abdominales*, T. II. p. 182. Mais il faut le lire avec attention et plusieurs fois pour le bien entendre.

gangrène (1). Quand le siège de l'inflammation est à la surface d'un viscère, elle est accompagnée de beaucoup de douleur, mais l'inflammation de l'intérieur est moins douloureuse, et par cela même on est moins attentif aux suites; et comme le pus reste contenu dans le parenchyme, sans épanchement dans la cavité du bas-ventre, ce dépôt isolé ne cause pas promptement la mort, mais il en résulte souvent des inflammations chroniques, des suppurations profondes, et une espèce de phthisie extrêmement prolongée, qui ne cause la mort que lorsque les malades sont parvenus au dernier degré de marasme; ordinairement le poumon s'affecte, ce qui fait que la phthisie pulmonaire s'y joint sur la fin.

Une femme d'environ trente-cinq ans étoit sujette à de violentes attaques de colique hépatique qu'on calmoit au moyen du laudanum. Comme on soupçonnoit des obstructions au foie, on l'envoya à Plombières; elle supporta fort bien les douches et les

---

(1) Il faut en excepter la *métrite* produite par des manœuvres violentes dans les accouchemens laborieux, d'où résulte une prompte disposition à la gangrène.

bains, mais en revenant elle eut dans la route une attaque de douleur au côté droit accompagnée de fièvre, pour laquelle elle ne fut point saignée. De retour à Genève, elle tomba en fièvre lente, fut malade sept à huit mois, et mourut dans le dernier degré de marasme. A l'ouverture du corps on trouva quelques points de suppuration dans les poumons, le foie en apparence sain, mais ayant dans le centre un foyer purulent de la grosseur d'un œuf, qui contenoit un pus épais et blanc de très-bonne qualité. On voit souvent de pareils exemples de suppuration interne dans les reins.

Dyssenterie.

En général toutes les maladies des intestins peuvent devenir inflammatoires, et en conséquence exiger le traitement d'entérite ou de péritonite. La *Dyssenterie* qui souvent malgré les douleurs atroces qu'elle cause, n'est pas inflammatoire et se guérit sans saignée, en a quelquefois besoin.

On doit saigner dans la dyssenterie si le sujet est robuste et s'il a le pouls dur, surtout si la saison est froide et s'il règne en même temps des maladies inflammatoires. On doit aussi saigner ou mettre les sangsues au fondement lorsque les douleurs de ventre augmentent par la pression; car souvent avec les douleurs les plus violentes, le ventre est souple et n'est pas du tout douloureux au toucher.

Il paroît que le siège de la dyssenterie est dans la membrane muqueuse des intestins, c'est un catarrhe de cette membrane; ce sont là les cas ordinaires qui sont presque sans fièvre, et qui peuvent se passer de saignée, quoique accompagnés de beaucoup de douleur. Mais lorsque l'irritation ne se borne pas à la membrane muqueuse, et qu'elle s'étend jusqu'à la nerveuse, à la musculeuse ou à l'externe venant du péritoine, alors la maladie est vraiment inflammatoire, fébrile, et demandant la saignée ou les sangsues, comme le principal remède; en un mot elle rentre dans les cas de colique inflammatoire, et tout ce que nous avons dit sur les momens auxquels on doit pratiquer la saignée dans les entérites, même quand le pouls ne l'indique pas, doit s'appliquer à la dyssenterie; mais il ne faut pas perdre de vue la tendance de cette maladie à la putridité, qui exige beaucoup de prudence dans l'administration des saignées. Les inflammations chroniques de cette membrane muqueuse demandent quelquefois la saignée, mais elles demandent aussi un traitement particulier par les adoucissans (1).

Quant à la saignée dans les cas prolongés de dyssenterie dont parle SYDENHAM (2), je n'ai jamais eu occasion de la pratiquer (3).

La *colique métallique* ou *colique des*

---

(1) Voyez le II volume de l'*Histoire des phlegmasies chroniques*, par Mr. BROUSSAIS. Voyez aussi une dissertation de STOLL *sur la dyssenterie. Rat. medend. Part. III. Sect. IV.* On y trouve plusieurs exemples de dyssenterie accompagnée d'une inflammation sourde et violente avec des signes de foiblesse, dans lesquels cependant la saignée étoit indiquée, et l'inspection cadavérique prouva que l'inflammation avoit presque toujours produit l'induration plutôt que l'ulcération de l'intestin.

(2) *In dysenteria male curata dolores aliquando ægros ad annos aliquot discruciant, in hoc casu phlebotomia repetita pristinam sanitatem restituit.* p. 169 et 602.

(3) Nous n'entendons ici que la dyssenterie telle qu'on l'observe dans la pratique particulière, et non la dyssenterie maligne des armées qui est beaucoup plus grave.

peintres, ne demande la saignée que si le sujet est fort et jeune et si l'indication est bien marquée, surtout s'il règne en même temps des maladies inflammatoires; car quoique accompagnée de douleurs atroces, cette maladie n'est pas proprement inflammatoire et elle est sujette aux récidives; ainsi on la traite le plus souvent sans saignée, malgré la dureté du pouls, avec les émétiques, les purgatifs, les huileux et les anodins. D'ailleurs tout médecin exercé dans la pratique des coliques inflammatoires, verra bien quand il sera nécessaire de pratiquer la saignée ou de l'omettre.

Melœna.

La *maladie noire*, *Melœna*, *Hœmatemesis*, dans laquelle on rejette par le vomissement beaucoup de sang carbonisé (1)

(1) Dans la maladie noire, comme nous l'entendons dans ce pays, les évacuations ne sont que du sang. Elle diffère de *l'atra bile* dont les anciens ont beaucoup parlé, affection fort grave que nous n'observons presque pas, et avec laquelle on a souvent confondu la maladie noire, *hœmatemesis*; il est difficile de bien tracer les limites entre les deux maladies; le *morbus niger* d'HIPPOCRATE pourroit

se guérit presque d'elle-même et demande le traitement le plus simple, la position horizontale, l'eau fraîche et les acides; je ne l'ai jamais vue mortelle par elle-même, quoique je l'aie souvent observée. On a rarement besoin d'employer la saignée dans cette maladie, parce qu'il n'y a pas de symptômes inflammatoires, c'est une hémorragie passive. Cependant il arrive, mais très-rarement, que l'hémorragie est active, ou qu'au moins il faut la traiter comme telle, et par conséquent saigner lorsqu'il y a de la fièvre avec un pouls dur, et que les battemens de l'aorte et de l'artère céliaque sont très-forts; ou quand l'hémorragie est très-abondante, même avec un pouls peu fort, pour agir par dérivation comme dans les autres hémorragies. Cette maladie doit être considérée comme causée par un engorgement du système veineux du bas-ventre, comme une rupture de varices internes, et par là elle est plutôt un remède à une autre maladie,

---

n'être que notre maladie noire dans laquelle le sang a été plus long-temps retenu dans les vaisseaux dilatés. Voyez Tissot, Epist. ad Zimmerman, de *morbo nigro;* et surtout l'art. *Hœmatemesis* dans le VI vol. de l'*Epitome* de Franck.

et un moyen dont la nature se sert pour la guérir. Souvent de violentes crampes d'estomac, et de fortes et longues douleurs d'intestins ont été guéries par la maladie noire; aussi dans ces cas la saignée et l'application des sangsues au fondement guérissent les crampes d'estomac, et sont le moyen le plus méthodique de prévenir les attaques de la maladie noire, et quelquefois de les guérir (1).

---

(1) « On a observé à Paris en 1810 diverses hémorragies, parmi lesquelles on remarqua un flux » de sang non hémorroïdal par le fondement; la » personne qui a éprouvé cet accident étoit une » femme de cinquante-huit ans qui depuis dix » ans avoit cessé d'être réglée; l'hémorragie duroit » depuis huit jours, lorsque la malade réclama des » secours; elle rendoit environ une livre de sang » par jour; elle étoit affaissée, cependant le pouls » étoit encore dur et assez plein. L'application » des sangsues à l'anus fut jugée nécessaire, elle » procura une déplétion bien prononcée, et dès ce » moment le flux cessa d'avoir lieu; en très-peu de » jours la malade reprit de l'appétit et des forces. » Journ. de méd. chir. et pharm. T. XX. p. 105.

» Un homme d'environ trente-six ans éprouva » tout-à-coup des coliques violentes, bientôt après » il rend par le fondement une quantité énorme

Hémorroïdes.

Ce sont sans doute les *Hémorroïdes* qui auront fait naître l'idée d'appliquer les sangsues au fondement. Le soulagement que leur rupture naturelle produit, a du faire penser à en procurer un semblable par une rupture artificielle ; et en effet lorsque les remèdes adoucissans, et surtout les doux laxatifs, ne réussissent pas à dissiper l'engorgement hémorroïdal, c'est aux sangsues qu'on doit avoir recours. Il faut pour la quantité se régler sur le tempérament du malade, et sur le plus ou le moins d'irritation de la partie affectée. Lorsque le gonflement est considérable, on doit placer les sangsues sur les hémorroïdes mêmes, à moins qu'elles ne soient fort douloureuses, alors il faut les

---

» de sang ; les coliques et les évacuations, sanguines » d'abord et ensuite un peu bilieuses, continuent » toute la nuit. Le lendemain matin le pouls étoit » dur, serré, fort lent, la langue nette, mais l'appétit entièrement perdu. Huit sangsues furent » appliquées à l'anus, dès lors les coliques cessèrent » ainsi que l'écoulement. Dès le surlendemain la » santé fut parfaitement rétablie. Ibid. p. 112.

mettre autour. Ordinairement la première évacuation donne du soulagement ; mais si cela ne suffit pas, ou si le mal recommence, il faut revenir au remède autant de fois qu'on le juge nécessaire.

Il y a des cas d'irritation hémorroïdale insupportables avec peu d'engorgement ; l'application des sangsues est le meilleur remède, et n'exclut pas les autres ; mais il en faut peu à la fois, une ou deux seulement, et l'on ne doit pas craindre d'y revenir à plusieurs reprises. J'ai vu une jeune fille foible et mobile, extrêmement tourmentée par une petite tumeur hémorroïdale qui ne paroissoit d'aucune conséquence, et pour laquelle aucun remède ne réussit qu'une application de sangsues modérée, répétée plus de quatorze fois dans moins de quatorze jours, parce que quelquefois on en mettoit deux dans un jour ; le mal fut guéri pour plusieurs mois, quand il reparut une ou deux applications suffirent pour le dissiper, et depuis 1807 il n'a pas fallu y revenir plus de trois fois, plutôt par crainte du mal que pour le mal même.

Il en est de même lorsqu'on est obligé d'appliquer plusieurs sangsues à la fois ; je veux dire que cette application de plusieurs sangsues pour un cas violent, quoique répétée pendant l'attaque hémorroïdale, ne devient pas une coutume assujettissante. Quelques personsonnes sujettes aux hémorroïdes qui ne fluent point, ou pas assez, sont obligées par précaution et suivant les indications, d'avoir recours aux sangsues une ou plusieurs fois par année : mais cela n'arrive pas plus lorsque le mal a commencé tout-à-coup et violemment, que lorsqu'il est venu lentement et par degrés. Le plus souvent il faut revenir aux sangsues de temps en temps, mais à des intervalles toujours plus éloignés, si l'on combat par d'autres moyens la cause du mal, dont le principe tient ordinairement à une gêne dans le système hépatique. Les cas les plus graves d'hémorroïdes que je me rappelle d'avoir vu guéris par l'application des sangsues, n'ont pas eu de rechutes, ou elles ont été peu de chose.

Hoquet.

Un hoquet très-opiniâtre à la suite d'une fièvre scarlatine dans un homme de trente ans, avoit résisté à tous les moyens usités ;

il fut guéri sur-le-champ par l'application des sangsues à l'anus.

Un homme de soixante-trois ans, assez robuste, à la suite d'une affection paralytique singulière, dans laquelle on n'avoit fait qu'appliquer les sangsues aux tempes, parce que le pouls ne demandoit pas la saignée, fut attaqué dès le troisième jour d'un hoquet profond et continuel qui le tourmentoit beaucoup, et qui dura sept jours malgré les meilleurs remèdes antispasmodiques intérieurs et extérieurs. Enfin l'application de six sangsues à l'anus, qui tirèrent au moins quinze onces de sang, fit cesser sur-le-champ et radicalement le hoquet qui ne reparut plus.

Il est probable que dans les spasmes intérieurs un peu violens, ou qui durent très-long-temps, il y a engorgement dans les parties affectées. Si l'engorgement n'est pas la cause du mal, il en est au moins l'effet, et produit tôt ou tard une disposition inflammatoire, en sorte que la saignée au moyen de la lancette ou des sangsues, devient le meilleur antispasmodique, et il est toujours prudent de l'employer pour prévenir les suites du spasme, ou pour faciliter l'effet des remèdes qu'on doit donner dans la suite.

Ainsi pour un hoquet qui résistoit à tout, dans un octogénaire d'ailleurs très-malade, l'application des sangsues à l'anus parut ne pas produire un grand effet, cependant des pilules d'*Assa fœtida* et de fleurs de Zinc qui avoient d'abord été prises inutilement, parurent agir et calmer le spasme, après cette évacuation.

Obstructions.

Dans les obstructions de quelque viscère du bas-ventre, l'application des sangsues à l'anus est utile de deux manières; premièrement en agissant directement sur les engorgemens, elle prévient la disposition inflammatoire; secondement elle favorise l'effet des remèdes fondans et apéritifs qui agissent beaucoup mieux après les sangsues que lorsqu'on néglige ce moyen, dont l'emploi plus ou moins répété, dépend de la prudence, et de la sagacité du médecin.

Dans les cas de constipation habituelle, on a souvent beaucoup de peine à procurer une selle chaque jour, quoiqu'on puisse facilement purger le malade avec un purgatif proprement dit; alors il arrive qu'il se forme dans le colon des accumulations de matières durcies qui résistent aux laxatifs ordinaires, ou qui se forment de nouveau après avoir été évacuées; il résulte nécessairement de la gêne qu'occasionnent ces amas, un engorgement dans les vaisseaux du voisinage, et le mal ne peut se traiter qu'en appliquant les sangsues au fondement, quelquefois à plusieurs reprises, avant que d'employer les moyens indiqués pour rétablir le cours des évacuations alvines.

Quand un viscère est seulement obstrué, et qu'il conserve son organisation, il est encore susceptible de guérison, même lorsque la maladie dure depuis long-temps. Mais si une fois l'obstruction dégénère en squirrhe, le viscère est désorganisé, et ne peut être soumis à l'action des remèdes. On ne doit pas prétendre à guérir un squirrhe, mais bien à le prévenir en combattant les causes qui le produisent. Les viscères le plus facilement affectés de squirrhe sont le pancréas et le pylore, particulièrement ce dernier; ces maladies ne sont pas rares, elles sont le plus souvent la suite de quelque chagrin subit et violent; l'amour-propre vivement blessé, une passion malheureuse, une perte considérable qu'on veut cacher. La maladie commence ordinairement par des dérangemens ou des crampes d'estomac, peu après la secousse morale, et des vomissemens à des intervalles plus ou moins éloignés. On n'a pas alors recours au médecin, ou au moins on ne lui confie pas la cause du mal, qui continue à faire sourdement des progrès. Il faudroit avant tout que, prenant son médecin pour son confident, on lui ouvrît entièrement son cœur, il en résulteroit un bien-être moral qui pourroit aider à l'effet des remèdes.

Comme la maladie vient d'un spasme dont la conséquence est un engorgement dans ces parties, si le malade est sanguin et assez fort, surtout si le pouls est dur ou gêné, il faudra commencer par une saignée du bras, puis appliquer les sangsues au fondement et à l'épigastre, et répéter ces évacuations selon le besoin et les effets qu'elles produiront. Quant aux remèdes intérieurs, ils devront être de nature à ne produire aucun effet tranché; des antispasmodiques et des anodins, en doses suffisantes pour diminuer les attaques nerveuses ou douloureuses, mais pas au-delà ; des émolliens, les laxatifs les plus doux, le calomel, un usage journalier des lavemens, et surtout des lavemens viscéraux à la manière de KAEMPF. Ces moyens employés de bonne heure et long-temps continués, peuvent détruire l'engorgement et prévenir un mal bien triste et souvent bien douloureux. J'ai quelque raison de croire qu'ils m'ont réussi plus d'une fois.

Menstruation.

Autrefois on respectoit le temps des *règles*, on n'osoit pas faire des remèdes pendant ce moment, et souvent on laissoit le mal empirer sans appeler le médecin, par suite de ce préjugé. Jamais cette époque ne doit retenir quand il est question d'une maladie inflammatoire, car le plus souvent les règles continuent malgré la saignée ; si elles s'arrêtent, la saignée en tient lieu, et l'expérience prouve que lorsqu'elle est indiquée, elle ne produit aucun mauvais effet, soit que l'évacuation périodique cesse, soit qu'elle continue (1).

---

(1) Par les expériences répétées de DE HAEN, *Rat. med. Vol. 1, Cap. 34*, il est prouvé que la quantité

Dans ces cas-là il convient mieux de saigner du bras, car une saignée du pied pourroit rendre les règles trop abondantes. Si elles viennent à se supprimer et qu'on veuille les rappeler, comme c'est l'indication, il faut saigner du pied, ou appliquer les sangsues à l'anus ou à la vulve. On doit être très-réservé pour le nombre de sangsues, de crainte de produire une forte hémorragie ; deux ou trois suffisent pour l'ordinaire : il vaut mieux commencer par un petit nombre, et en remettre davantage quand l'expérience a prouvé qu'on ne court aucun risque.

Les cas de suppression qui exigent les sangsues sont ceux sans chlorose, car s'il y a chlorose, les évacuations de sang sont nuisibles, puisqu'elles augmentent la cause du mal. Quelquefois cependant, lorsqu'on a employé assez long-temps un traitement anti-chlorotique, une application prudente de

---

de sang qui s'écoule pendant tout le temps des règles, n'est que d'environ six onces et va rarement à dix. Il est clair que dans une maladie où une femme auroit besoin de plusieurs saignées, elle perdroit goutte à goutte pendant quatre à huit jours, moins de sang que ce qui auroit dû être évacué dans quelques minutes par une seule saignée.

sangsues peut, en dérivant, exciter l'évacuation qu'on désire, et aider à l'effet des remèdes.

Le *temps critique* redouté pour les femmes, passe souvent sans accident chez les sujets bien disposés. Les symptômes les plus fréquens à cette époque sont l'oppression, des vapeurs ou bouffées de chaleur et de rougeur qui se portent à la tête de temps en temps. Cet état peut durer un an, deux ans, et même plus; s'il ne va pas en empirant, il diminue peu à peu, et n'exige aucun remède. Mais souvent il augmente au point de causer des maux de tête durables, des vertiges, ou une oppression constante; c'est alors le cas d'une évacuation de sang par la saignée, et le plus souvent par les sangsues à l'anus. Mais si la respiration est gênée, c'est la poitrine qui est affectée, et la saignée du bras est particulièrement indiquée.

Cependant dans toutes ces indispositions, il faut bien examiner l'état du pouls et de tout le système; souvent ces accidens sont nerveux, alors ce sont plutôt les antispasmodiques que la saignée qu'on doit employer. Mais il ne faut pas croire lorsque la saignée est indiquée qu'on doive craindre l'hydropisie. Cette maladie, comme nous le verrons, est toujours la conséquence de trop ou de trop peu de ton, et à cet âge-là, elle aura lieu par la suite, si l'on ne saigne pas assez, tout comme si l'on saigne trop. Tout ce qui maintient l'équilibre dans le système empêche l'hydropisie.

Ménorragie.

Dans les pertes utérines sans grossesse, la saignée du bras contribue à diminuer l'hémorragie, ou à la faire cesser. Lorsque les pertes sont longues et abondantes, on ne doit pas craindre la saignée malgré la foiblesse du pouls, puisqu'en faisant cesser l'hémorragie, cause de cette foiblesse, elle en devient le remède. Bien entendu qu'il n'y a pas contre-indication manifeste, ce dont un médecin prudent est le meilleur juge. Telle par exemple qu'une disposition asthénique ou scorbutique, une maladie organique cause de l'hémorragie, sur laquelle la saignée n'a aucune prise.

Dans les cas de suppression des lochies après l'accouchement, s'il survient des symptômes inflammatoires, les saignées sont le meilleur moyen de les rappeler (1).

(1) Rivière. Cent. 1. Obs. 10.

Grossesse.

Autrefois il étoit d'usage général de saigner les femmes grosses; à présent on donne presque dans l'extrémité contraire, en omettant la saignée ou en la retardant lorsqu'elle seroit utile. Au moins c'est, à ce qu'il me semble, la pratique de plusieurs accoucheurs. Cependant l'ancien préjugé n'étoit pas sans fondement, car il est naturel de penser qu'une femme dans l'état de grossesse, n'ayant plus l'évacuation qu'elle avoit accoutumé d'avoir, cette circonstance, au moins pendant les premiers mois, donne lieu à une disposition pléthorique; outre que le volume du ventre dans la grossesse plus avancée doit diminuer l'espace nécessaire pour le développement des poumons dans la respiration, et rendre par conséquent la circulation moins libre dans la poitrine et dans la tête; de là étoit venue la coutume de saigner à deux ou trois époques de la grossesse. On avoit tort d'en faire une règle générale, parce que le plus souvent, la nature s'accoutumant à son nouvel état, il est inutile de saigner pour des incommodités qui n'existent pas.

Il ne faut rien outrer, mais considérer que la grossesse est un état plus inflammatoire et plus plétorique que l'état ordinaire de la femme. Dans la plupart des indispositions qui surviennent dans les grossesses, si elles sont opiniâtres on doit tenter la saignée, en ayant soin de ne pas la faire trop forte; le sang qui est ordinairement couenneux prouve la disposition inflammatoire, et souvent la saignée réussit, seulement par ce que c'est une grossesse.

Je veux parler de plusieurs incommodités ordinaires aux femmes enceintes, telles qu'un sentiment de pesanteur, de la peine à respirer, des palpitations, des vertiges, des insomnies ou trop de disposition au sommeil etc. Car pour tous les cas où la saignée est directement indiquée, tout le monde est d'accord. Ainsi on saignera avec succès quand la femme est menacée d'avortement, dans les fortes douleurs de reins, quand il y a obliquité ou dérangement quelconque dans la position de la matrice, ce qui occasionnant la gêne de cet organe et celle des parties voisines, dispose à l'engorgement et à l'inflammation, et dans toutes les maladies inflammatoires.

Quant à l'avortement, il y a ceci de remarquable, c'est que s'il est avancé la saignée l'accélère, et que s'il n'est que commencé elle le prévient. Une jeune femme grosse de trois mois fut renversée de voiture, et fit une lieue en courant pour arriver à la ville. Je la vis le soir, elle souffroit beaucoup des reins et du ventre, et commençoit à avoir de la perte. Je prescrivis une saignée et une mixture calmante, elle fut guérie le lendemain, et accoucha heureusement à son terme.

Une autre femme enceinte de quatre à cinq mois, avoit depuis deux mois de petites pertes qui revenoient à peu près tous les jours, et pour lesquelles elle n'avoit rien fait. Je lui prescrivis une saignée, la prévenant que ce moyen la guériroit en faisant cesser la perte, ou en décidant la fausse couche; elle accoucha peu de temps après avoir été saignée. J'ai observé plusieurs fois ces deux différens cas. De petites saignées pratiquées de bonne heure, et par préférence environ huit jours avant les époques des règles, sont très-utiles pour prévenir les fausses couches; de même que les sangsues à la vulve quand on a quelques raisons de présumer que la fausse couche tient de pléthore locale plutôt que générale.

Dans les maladies des femmes grosses, surtout si elles sont avancées, les saignées même répétées ne causent pas l'accouchement, et quand elles le causeroient, il vaut mieux que la femme accouche avant terme que si elle périssoit. J'ai fait faire cinq saignées de passé douze onces dans trente-six heures, à une femme attaquée de fièvre inflammatoire avec de violentes douleurs de ventre, et tout l'appareil d'un accouchement prochain, au commencement du neuvième mois. Les douleurs inflammatoires calmées, les apparences d'accouchement cessèrent, et la femme accoucha heureusement à neuf mois révolus.

J'ai fait saigner abondamment des femmes à toutes les époques de la grossesse dans des inflammations de poitrine, avec le plus grand succès. Quelquefois, mais rarement, j'ai vu dans ces cas-là l'accouchement suivi d'une foiblesse mortelle; mais, comme je l'ai dit, si l'on n'eût pas saigné, la malade auroit également succombé.

Il est indispensable de saigner les femmes grosses quand elles ont des convulsions, à quelque terme qu'elles soient, et d'appliquer les sangsues aux tempes, sans faire beaucoup d'attention au pouls, comme aussi s'il survient des convulsions pendant le travail, et si ce travail est trop long.

Quand c'est une affection du cerveau qui paroît causer les convulsions, il convient particulièrement de saigner du pied, et il ne faut pas craindre l'accouchement dans ces cas-là; car, comme on l'a remarqué, si l'accouchement étoit l'effet de la saignée du pied, on ne verroit pas tant de bâtards; d'ailleurs il guérit ordinairement les convulsions, et c'est le meilleur moyen de sauver la mère, qui sans l'accouchement naturel ou provoqué est toujours dans le plus grand danger (1).

Dans ces cas délicats, l'application des sangsues à la vulve a souvent eu un heureux succès.

Il est inutile d'alléguer contre la saignée des femmes enceintes que la grossesse n'est pas une maladie et que c'est un état naturel.

(1) Voyez Levret. *Essai sur l'abus des règles générales*, etc. p. 14 et suiv. et les autres accoucheurs auxquels je renvoye pour les pertes qui surviennent aux femmes grosses ou nouvellement accouchées.

Nous ne sommes plus dans ce qu'on appelle l'état de nature; les femmes de la campagne qui en approchent le plus sont moins réglées, et cessent de l'être bien plus tôt que celles de la ville; les premières n'ont presque jamais besoin des secours de la médecine à cet égard, les autres ne peuvent souvent pas s'en passer.

CHAPITRE V.

MALADIES GÉNÉRALES.

FIÈVRES.

Fièvres intermittentes.

LA saignée étoit autrefois pratiquée communément dans toutes les *Fièvres intermittentes*; on est avec raison revenu de cet abus, mais il n'en est pas moins vrai qu'il convient très-souvent de saigner dans ces maladies. Les fièvres intermittentes du printemps sont fréquemment accompagnées de symptômes inflammatoires ou pléthoriques, et en général on doit saigner quand le sujet est fort et sanguin, et que le pouls est dur, comme aussi lorsque la fièvre est accompagnée de quelque douleur violente. On sent que la saignée doit être faite dans le moment où la douleur est la plus forte, ce qui arrive ordinairement pendant la chaleur de l'accès. Mais lorsque la saignée est seulement employée comme tendant à diminuer la violence de la fièvre, je ne crois pas, comme on l'a dit, qu'il y ait aucun danger à saigner pendant le paroxisme. C'est ma pratique ordinaire, et je m'en suis toujours bien trouvé; j'entends qu'on doit saigner pendant la chaleur de l'accès, avant le moment de la transpiration. La saignée calme le mal de tête, diminue les angoisses, abat le pouls, et amène la détente qui produit la sueur; par conséquent elle abrège le paroxisme, et empêche que la fièvre ne deviennent continue; ainsi l'on ne doit point craindre qu'elle ne dérange l'ouvrage de la nature, au contraire elle l'aide en décidant la crise naturelle de l'accès. Il y a plus, souvent lorsqu'on ordonne une saignée, le chirurgien n'arrive que tard, quand la sueur est déjà établie, et je n'ai jamais vu qu'il soit résulté rien de fâcheux de la saignée faite dans ce moment. On doit se conduire dans les fièvres intermittentes comme dans les continues, où l'on prend par préférence pour saigner le moment du redoublement.

Quelquefois le mal de tête résiste à la saignée, mais on ne croit pas qu'elle produise un mauvais effet; elle prévient les conséquences d'une douleur violente, qui étant plus spasmodique qu'inflammatoire est soulagée par l'opium, et se guérit en même temps que la fièvre.

La saignée doit précéder l'administration des autres remèdes évacuans ou fébrifuges, dont l'effet est toujours plus sûr lorsqu'on est débarrassé des accidens d'inflammation ou d'engorgement qui compliquent la maladie. Mais si dans un cas où l'on n'a pas cru devoir saigner dans le commencement, il survient quelque symptôme qui indique la saignée, on doit également la pratiquer, quoiqu'on ait déjà employé un traitement au moyen duquel on croyoit pouvoir s'en passer.

Si le malade a le pouls dur et plein dans l'apyrexie, on doit le saigner le bon jour, afin de prévenir la violence de l'accès; et l'on ne doit pas saigner dans l'accès, malgré les indications apparentes, quand on sait que le malade est très-foible dans les intervalles.

Quelquefois, quoique le malade ne soit pas très-foible dans l'apyrexie, il l'est cependant assez pour qu'on ne pratique pas dans ce moment une saignée qu'on juge nécessaire, mais pour qu'on attende celui où la fièvre lui donnera une force factice au moyen de laquelle il supporte mieux la saignée que lorsqu'il n'a point de fièvre ; alors on peut et l'on doit, au moyen de quelque cordial, soutenir les forces du malade lorsque l'accès est passé. Dans tous ces cas l'expérience est un guide plus sûr que le raisonnement.

Ce que nous avons dit des fièvres intermittentes, doit s'entendre des *rémittentes* ; les symptômes inflammatoires, ou ceux qui indiquent quelque engorgement important, demandent la saignée ou les sangsues. La maladie en suivant son cours se change en intermittente, et doit se traiter par les fébrifuges ; ou en continue, et rentre dans l'article de ces fièvres.

Dans les fièvres *pernicieuses* dont le paroxisme est accompagné de symptômes d'engorgement au cerveau qui simulent l'apoplexie, ou d'accidens pleurétiques, ou de vives douleurs quelque part, il faut saigner ou appliquer les sangsues, tout comme on le feroit dans la maladie dont l'accès a le caractère, puis donner promptement le quinquina dans l'intervalle.

Fièvres continues.

Quoique les méthodes nosologiques soient d'une utilité manifeste, les maladies ne sont cependant pas des individus qu'on puisse ranger par classes, genres et espèces, comme les plantes et les animaux; ce sont des modifications du corps humain sujettes à des complications et à des variations qu'on ne peut soumettre à une classification régulière; cela est vrai surtout des fièvres. Malgré les différentes dénominations qu'on a données aux fièvres continues, je crois que pour la pratique on pourroit ne considérer qu'une *fièvre continue*, susceptible de différens symptômes et de différens degrés. Ainsi les quatre grandes divisions des fièvres, catarrhales, bilieuses, putrides, et malignes, ne seroient que des modifications et des degrés de la même maladie, qu'on observe tantôt séparément et tantôt conjointement (1). Il

(1) Voici l'idée que je me forme des différentes modifications que les fièvres éprouvent, suivant la disposition des individus qu'elles affectent. Une fièvre s'empare d'un corps jeune et vigoureux à la suite d'un dérangement de transpiration; c'est une fièvre

n'est pas de mon sujet de pousser plus loin cette discussion ; c'est de l'application et de l'utilité de la saignée dans les fièvres que nous devons nous occuper.

Dans le commencement d'une fièvre continue, il est souvent difficile de connoître quel caractère elle prendra, quand on ne considère que le malade qu'on a sous les yeux ; mais la saison, la constitution régnante, la comparaison avec les autres malades, donnent des moyens de juger d'avance de la maladie qu'on aura à traiter. En général lorsque le sujet est fort, pas trop jeune, et

---

catarrhale avec des accidens inflammatoires. Il y a embarras dans les premières voies, saburre, etc., ce que prouvent le dégoût, la bouche amère, la langue chargée ; c'est une fièvre *bilieuse* ou gastrique. Le mal passe des premières voies dans le sang, affecte les humeurs, et augmente leur tendance naturelle à la corruption, c'est une fièvre *putride*. L'affection des humeurs s'étend au genre nerveux et au cerveau, c'est une fièvre *maligne*. Cette marche peut varier ; ainsi une cause morale vive affectera le cerveau et les nerfs, agira d'une manière affoiblissante, et produira une fièvre *maligne* ; alors la force de vie qui résiste à la putréfaction étant diminuée par l'affection nerveuse, la maladie deviendra *putride* par suite de la malignité ; il n'y a que la marche de changée.

pas trop avancé en âge, si des symptômes inflammatoires se manifestent, surtout s'il y a de la gêne dans la respiration, il convient de faire une saignée dès les premiers jours; l'effet du remède, la nature du sang tiré, serviront de guide pour répéter ou omettre la saignée dans la suite du traitement.

Dans les fièvres *catarrhales* ou muqueuses (1), il y a le plus souvent quelque douleur locale qui oblige à saigner, plus ou moins, selon la durée ou la violence du symptôme. La fièvre inflammatoire *synocha* existe rarement isolée, et tout ce que nous avons dit des maladies inflammatoires peut s'appliquer à son traitement.

Je ne me rappelle d'avoir vu qu'un seul cas de fièvre purement inflammatoire, c'étoit dans les premiers commencemens de ma pratique; le malade étoit un vieillard de quatre-vingt-dix ans. Cependant, d'après les auteurs et la théorie, la fièvre inflammatoire ne devroit attaquer que les sujets jeunes et

---

(1) Il est inutile de donner deux noms quand un seul peut suffire: les fièvres muqueuses sont le produit du catarrhe porté sur la membrane muqueuse des intestins.

robustes. Le premier jour que je le vis il avoit le pouls plein, dur et fréquent, beaucoup de chaleur à la peau, la respiration précipitée, le mal de tête que donne ordinairement une forte fièvre, mais d'ailleurs aucun organe n'étoit particulièrement affecté; le mal avoit pris dans la nuit, je n'osai pas saigner un homme de cet âge, surtout dans l'idée que ce ne seroit qu'un accès de fièvre intermittente. Le lendemain l'état étoit le même, plutôt plus violent, mais sans aucune affection locale. J'ordonnai une saignée avec crainte, le mal diminua beaucoup pour quelques heures, il revint le jour suivant, et le sang étoit très-couenneux; cela m'engagea à réitérer la saignée qui procura le même soulagement; mais à mesure qu'on s'éloignoit du moment de la saignée, l'angoisse, l'abattement, et la fièvre augmentoient; il fallut aller jusqu'à six saignées, dont le sang fut toujours inflammatoire; enfin la fièvre cessa, uniquement par les saignées et une boisson abondante. Le malade, quoique œdématié, fut assez promptement rétabli; il mourut seulement deux ans après d'hydropisie ou de vieillesse.

La fièvre *bilieuse* ou gastrique, *synochus*,

a souvent dans le commencement des symptômes inflammatoires, et la saignée doit être pratiquée avant les évacuans, toujours en ayant égard à la saison et au tempérament du malade, et l'on ne doit pas craindre lorsque l'indication du moment est de saigner, que la maladie ne s'aggrave par la suite, si elle devient putride ou maligne : ce qui diminue la violence des symptômes présens, empêchera la mauvaise issue des symptômes à venir (1), même lorsqu'ils seroient de débilité ou asthéniques ; car le trop de tension causé par la disposition inflammatoire, ou par un état d'engorgement, finit par produire la foiblesse; et telle maladie dont la terminaison n'eût pas été fatale, devient putride ou maligne, parce qu'on a négligé au commencement de la traiter comme inflammatoire.

C'est aussi le raisonnement que fait FRANCK pour expliquer la conduite des médecins des

---

(1) BURSERIUS s'exprime ainsi sur la nécessité de saigner de bonne heure dans ces fièvres. *Statim inquam, ab initio, antequam nempe putredo invalescat, crasin sanguinis destruat, vitalesque facultates prosternat. Institut. medico pract.* p. 476.

Indes occidentales, qui commencent par saigner dans des dyssenteries malignes (1).

Il recommande de ne pas négliger la saignée dans les commencemens des fièvres continues, gastriques ou bilieuses (2) ; il la conseille si les indications à la faire sont marquées, et il recommande de la répéter toutes les fois que les accidens inflammatoires reparoîtront.

Fièvre putride ou *fièvre maligne*, *synochus putris*, *Typhus* (3). Autrefois on sai-

---

(1) « Ad venæ sectionem quod pertinet, ea, in » vera febre asthenica indicari certe haud potest, » suspicamur interim sub tropicis morbos non paucos » acutos, sub sua invasione, *sthenicæ* potius indolis » esse, ac vi stimuli majoris, citius quam alibi in » asthenicos transire, igitur sub primo tam præci- » pitis morbi insultu, sub ventris dolore atroci, ac » pulsu contracto ac duro, sanguinis mittendi ne- » cessitas omnino subintrat. *De curand. homin. morb.* » *Epitome. vol. VII.* p. 189.

(2) « Et neglectam sub initio venæ sectionem, » irrevocabile ægrotantibus damnum inferre, expe- » rentia convicti fatemur. Vol. I. p. 167.

(3) Je me sers ici du nom de *Typhus* dans un sens très-général, sans décider si la contagion est un de ses caractères essentiels. Je comprends sous ce nom la fièvre putride, et la fièvre maligne, parce qu'il

gnoit communément dans les fièvres continues, putrides ou malignes, comme on le voit en lisant les ouvrages de BAILLOU et de RIVIÈRE; celui-ci entr'autres, dans son *Traité de la fièvre maligne et pestilentielle*, s'étend beaucoup sur les précautions avec lesquelles on doit prescrire la saignée, par laquelle il dit que doit commencer le traitement de ces fièvres, qu'il regarde comme du même genre. Il dit qu'il faut saigner en raison de la putridité pour débarrasser les veines du fardeau d'humeurs vicieuses qu'elles contiennent; que dans un cas de putridité on peut aussi saigner deux ou trois fois, surtout si l'on s'aperçoit de l'inflammation de quelque viscère intérieur, ce qui n'est pas rare, dit-il, dans les fièvres malignes. Il employoit la saignée non-seulement dans le commencement de ces maladies, mais même dans le déclin. Il saignoit dans les cas de pétéchies et de taches pourprées, si l'on n'avoit pas auparavant tiré du sang en quantité suffisante (1); il raconte un cas

---

me paroît que le passage de l'une à l'autre est facile et fréquent.

(1) « Attamen sanioribus Doctorum sententiis

souvent cité depuis. Dans une épidémie maligne, après le siège de Montpellier, un malade étoit à toute extrémité, avec une parotide à l'oreille gauche qui parut le onzième jour de la maladie ; le pouls étoit petit, très-fréquent, et presque *formicant*, avec tous les symptômes d'une foiblesse extrême. Il ordonna une saignée de trois onces que le chirurgien refusa d'abord de faire, de crainte que le malade ne pérît pendant l'opération ; il revint au bout de quatre heures, trouva le pouls meilleur, fit faire une seconde saignée de six onces, et guérit son malade. Ceux qu'il traita de cette manière pendant l'épidémie furent tous guéris, au lieu qu'auparavant tous ceux auxquels ils survenoit des parotides mouroient (1). Ici la foiblesse étoit indirecte ou seulement apparente, puisque le pouls se releva après la

---

» sancitum est, maculis purpureis apparentibus in
» morbi principiis, et iis diebus quibus venæ sectio
» celebrari consuevit, si antea sanguis sufficienter
» detractus non fuerit, etiam tunc temporis quantitate
» moderata esse detrahendum ; neque ullum inde
» eminere periculum. *Method. curand. febr.* p. 183.

(1) *Cent. I. Obs.* 53. *Method. curand. Febr.* p. 216.

saignée. Dans ces cas-là, l'engorgement est tel que les forces sont *oppressées*, comme dit RIVIÈRE, et non détruites, et l'effet de la saignée sur les parotides est la résolution, ou une heureuse suppuration. Au reste, dans ce pays, il ne survient presque jamais de parotides dans les fièvres.

Il est rare que nous ayons des épidémies considérables de fièvres putrides ou malignes, excepté quelquefois accidentellement dans la prison ou dans l'hôpital militaire (1), et chez nous ces maladies ne sont pas souvent contagieuses; c'est pourquoi je suis obligé, pour suppléer à ce qui me manque d'expérience sur ce sujet, de citer les auteurs les plus renommés qui ont observé ces épidémies, et qui sont généralement d'avis de

(1) Il est vrai que nous avons eu cette année une épidémie de fièvre nerveuse, à la suite du séjour des troupes autrichiennes; mais ayant renoncé depuis peu à la pratique de la médecine, j'ai vu seulement un très-petit nombre de malades en consultation, et je sais qu'on a souvent employé les sangsues, et presque jamais la saignée qui ne paroît pas avoir réussi.

saigner dans le commencement et le progrès des fièvres, si les symptômes le demandent.

Baillou, instruit par sa longue expérience dans les épidémies, conseille la saignée dès le commencement dans les fièvres qui tendent à la putridité et à la malignité, et qui menacent d'hémorragies par la dissolution du sang (1).

Sydenham attribue les pétéchies, les taches pourprées et le pissement de sang à la violence de l'inflammation et à l'atténuation du sang (2); c'est pourquoi il saignoit toujours dans ces cas-là et avec succès. Il conseille la saignée dans la peste avant l'éruption des tumeurs, et il attribue la mort de ceux qui avoient été saignés, non à la saignée, mais à ce qu'elle n'avoit pas été assez copieuse, ni assez répétée. Dans le traitement de cette maladie par les sueurs, il commence toujours par la saignée (3).

---

(1) Vol. I. p. 37 et 38. *Lib. I. Epidem.*

(2) *Dissert. epistol. ad D.* Cole.

(3) *Sect. II. Cap. 2. Febr. pestilent. et Pestis.* Il est vrai qu'il s'appuie plus sur l'expérience de plusieurs auteurs qu'il cite, que sur la sienne propre, car il étoit absent de Londres dans le fort des ravages

Fréderic Hoffman conseille en général la saignée dans le commencement des fièvres continues, et dans les fièvres pétéchiales dont il établit soigneusement le caractère asthénique et la tendance à la dissolution ; il prescrit expressément la saignée, surtout celle du pied, toutes les fois qu'il y a indication marquée par la pléthore, le mal de tête, etc. en recommandant la plus grande circonspection (1).

BOERHAAVE et VAN SWIETEN conseillent

---

de la peste. Cependant il cite assez de cas qui lui sont propres pour que son suffrage comme grand praticien doive avoir beaucoup de poids.

(1) « De venæ sectionis autem utilitate his in » febribus disceptant adhuc medentes. Et certe » tanta utique malignarum differentia, ut experientissimi etiam Medici in iisdem experiundo demum » discere cogantur. Id tamen verum : cum eædem » plethoricos et plethorico-cacochymicos infestant, » commodum omnino in his et præterea sanguinis » missioni assuetis, diæta lauta et vinosa utentibus » et vitæ sedentariæ indulgentibus, invenit locum » ad præservationem. *Experientia enim sum edoctus,* » *post venæ sectionem vel plane non corripi, vel* » *lenius ægrotare et facilius convalescere, sanguinis* » *subtractionem passos, quam non expertos. Oper.* » *omn. T. II. p.* 88. *Cap. de Febrib. petech. veris.*

la saignée dans le commencement des fièvres continues putrides, *Synochus putris*, suivant les indications et les forces du malade (1).

DE HAEN saignoit dans le commencement des fièvres malignes, et même plus tard; il fit saigner le onzième et le neuvième et le douzième jour d'une fièvre continue putride négligée, une jeune fille couverte de pétéchies, et le sang fut inflammatoire (2).

GRANT conseille la saignée dans des cas de putridité et de malignité avec des pétéchies et des hémorragies où l'on auroit pu croire à la dissolution du sang; entre autres il fit tirer huit onces de sang à une jeune fille de dix ans qui en avoit déjà beaucoup perdu par le nez et par la bouche, la peau étoit presque couverte de taches pétéchiales de forme irrégulière depuis la grandeur d'une piqûre de puce jusqu'à celle d'un gros écu; c'étoit au milieu de l'été; pendant une constitution très-putride, le sang étoit fort dissous, cependant il la guérit (3).

---

(1) *Aphor.* 536 *et* 598.

(2) *Rat. medend. Cap.* 10 *et* 34.

(3) *Observations on the nature and cure of Fevers*, *vol.* 1. *p.* 239.

Stoll conseille la saignée dans les pétéchies (1).

Il y a plusieurs années que je vis une jeune fille avec une petite vérole confluente et des pétéchies, dont le sang tiré du bras étoit tellement dissous qu'il ne put pas se coaguler, et qu'aucune ligature ne put l'arrêter. La saignée ne la soulagea point, et parut lui être plus nuisible qu'utile; je ne crois pas qu'elle fut indiquée, et je ne l'aurois pas conseillée : la malade mourut, comme on devoit s'y attendre. Ainsi, malgré les exemples cités, et considérant qu'il n'en manque pas de contraires dans les autèurs et dans la pratique ordinaire, je crois que dans ces cas-là il faut examiner beaucoup et réfléchir long-temps avant que de se déterminer à saigner, et surtout se régler sur l'effet du traitement des premiers malades dans les épidémies. Je n'ai jamais fait saigner dans les cas de pétéchies; ceux que j'ai vu guéris l'ont été par le quinquina, les acides minéraux, les lavages à l'eau froide, sans évacuation de sang.

(1) « Patet ex sola notione petechiarum, venæ » sectionem iisdem extantibus, non tantum *posse* » sed *debere* fieri. *Rat. med. Part. IV. p.* 471 *et* 484.

Hildenbrand, en reconnoissant dans le Typhus une période inflammatoire, admet la saignée, mais avec beaucoup de précautions et seulement dans les sujets robustes et lorsque l'indication est décidément marquée, surtout par des symptômes de péripneumonie (1).

Si l'on en excepte les sangsues dont je prescris souvent l'application aux tempes et derrière les oreilles, je ne fais pas saigner dans les fièvres malignes une fois décidées; cependant il y a quelque temps que je vis un jeune homme malade d'une fièvre maligne; il étoit très-foible, on avoit employé à plusieurs reprises les sangsues, les vésicatoires, les lavages à l'eau froide, et les médicamens usités dans ces maladies; les ressources de l'art paroissoient épuisées, on avoit passé le vingtième jour. Comme il me parut qu'il y avoit congestion au cerveau, je lui ordonnai, selon l'ancienne méthode, une forte saignée du pied avec beaucoup de succès.

Certainement il semble que depuis quelques années, les maladies inflammatoires propre-

(1) *Du Typhus contagieux.*

ment dites sont un peu moins fréquentes et qu'on n'a pas besoin de saigner autant qu'autrefois, même dans les cas décidément inflammatoires; mais nous perdons beaucoup de malades de fièvres malignes et nous ne saignons pas dans ces maladies. Je crois qu'on peut dans plusieurs de ces fièvres, supposer une inflammation ou un engorgement qui dispose à l'inflammation, dans l'intérieur de quelque viscère profondément situé, de manière que l'inflammation ne se développe pas par les signes ordinaires, et cause l'opiniâtreté et l'incurabilité de la maladie. Si l'on a souvent trouvé par l'ouverture des corps à la suite des fièvres putrides ou malignes, que quelque viscère engorgé et dans un état semblable à celui des parotides du malade de RIVIÈRE, avoit produit une inflammation sourde qui avoit enfin rendu la maladie fatale, ne peut-on pas présumer que dans ces maladies on a trop abandonné l'usage de la saignée, et expliquer par-là les guérisons qui avoient lieu autrefois dans des cas où nous croirions manifestement augmenter le mal en la pratiquant?

L'auteur d'un traité sur la fièvre jaune de

Livourne est dans les mêmes idées ; il suppose que la fièvre ardente, la fièvre bilieuse, la fièvre jaune d'Amérique, celle de Livourne, la rémittente de JACKSON, pourraient bien n'être que symptomatiques et liées à quelque phlogose interne. « Toutes les fièvres, dit-il, » pendant lesquelles ou à la suite desquelles » il survient une inflammation quelconque, » ont sans doute pour cause cette inflam- » mation même, qui avoit sourdement com- » mencé avant que de devenir manifeste ». D'où il infère que « la phlogose pourroit » être la cause des inflammations graves, » cachées, incurables, etc. Toutes ces in- » flammations chroniques, ces désorganisa- » tions, de quelque nature qu'on les sup- » pose, au lieu d'être la suite d'une fièvre » obstinément prolongée, au lieu d'être des » maladies secondaires, sont au contraire la » maladie primitive (1).

Un autre ouvrage sur la fièvre jaune de Livourne contient des observations analogues d'après l'inspection des cadavres. On trouva

---

(1) *Sulla Febbre di Livorno nel* 1804, *di* J. TOMMASINI.

des signes d'inflammation et de gangrène au cerveau, au poumon, et dans tous les viscères du bas-ventre.

La première attaque de la maladie présentoit des signes d'irritation vasculaire, accès de froid, douleur de tête très-aiguë, yeux enflammés et brillans, pouls tendu et chaleur ardente. « Dans ces cas on se trouva » bien de la saignée du bras, ou par les » veines hémorroïdales, suivant la force du » mal ou du malade ». L'auteur a observé plus d'une fois que dans les extrêmes angoisses de la maladie, s'il survenoit une hémorragie abondante de la bouche ou du nez, le pouls qu'on ne sentoit plus se développoit tout-à-coup, et que c'étoit là le commencement d'une amélioration notable. De même chez les femmes, l'apparition de règles abondantes dans l'état avancé de la maladie, en a souvent provoqué l'heureuse terminaison, ou si c'étoit dans la convalescence, on voyoit promptement disparoître la teinte ictérique et l'équilibre se rétablir. Une femme réduite à l'extrémité par la violence des symptômes les plus graves fut rappelée en un moment de la mort à la vie, par l'avortement, et une abondante hémorragie utérine (1).

Souvent la maladie est trop avancée, ou le malade trop foible pour qu'on puisse saigner du bras ou du pied, mais des sangsues ont cet avantage qu'on peut les employer dans tous les temps de la maladie. Si dans tout le cours d'une fièvre continue, il survient des rêveries, de l'assoupissement, une violente douleur de tête, en un mot quelque signe d'engorgement au cerveau, on peut presque toujours appliquer avec sécurité les sangsues aux tempes ou à l'anus, pourvu qu'on observe avec soin toutes les règles de la prudence pour ne pas produire une trop grande évacuation, et pour soutenir les forces. S'il y a tension à l'épigastre ou aux hypocondres, l'application des sangsues à l'anus est souvent suivie du plus heureux succès, même lorsque le pouls ne paroît pas indiquer le besoin de cette évacuation. J'en ai vu plusieurs exemples, et comme je l'ai

---

(1) *Osservazioni mediche sulla malatia febrile dominante in Livorno*, *del Dott.* GAETANO PALLONI, 1804. NB. Ce n'est que de la fièvre jaune d'Europe qu'on parle et non de celle d'Amérique.

déjà dit, les quantités énormes de sang qu'on voit perdre dans la maladie noire avec soulagement, prouvent l'avantage qu'on peut retirer des sangsues dans des cas où la saignée ne seroit pas praticable.

Je remarquerai sur l'usage des sangsues dans les fièvres malignes, que l'expérience a constamment prouvé que, dans ce pays, la disposition à l'inflammation ou aux engorgemens sanguins prévaut généralement, et que c'est presque toujours un engorgement dans les vaisseaux du cerveau qui produit les accidens soporeux ou le délire sourd, qui en imposent par une apparence d'affaissement que les sangsues aux tempes dissipent, sans doute en faisant cesser la compression du cerveau qui causoit ces accidens.

La théorie de la dérivation est en défaut pour l'emploi des sangsues dans les fièvres, et l'on ne doit pour cette évacuation consulter que l'expérience, sans faire de raisonnemens ; presque toujours l'application des sangsues aux tempes est favorable, je crois même plus souvent que lorsqu'on les met au fondement. On doit cependant, après les avoir mises aux tempes, les mettre au fondement, si l'indication de l'embarras au cerveau est toujours la même, car on voit quelquefois ce changement de place avoir un très-bon effet. Tout comme quand on a commencé par les mettre au fondement, si le mal persiste il faut les mettre aux tempes.

J'en étois là de cet ouvrage lorsque j'ai lu le *Précis historique des maladies qui ont régné dans les hôpitaux de Narbonne*, par Mr. Py. J'y ai vu avec beaucoup de satisfaction, mes idées sur la saignée dans les fièvres putrides ou malignes, confirmées par un grand nombre d'observations. Dans les fièvres d'hôpital et des prisons que l'auteur appelle ataxo-adynamiques (malignes putrides), et dans lesquelles les mauvaises nourritures, la fatigue et les privations de toute espèce, la tristesse, la peur, la foiblesse, le pouls déprimé, indiquoient une maladie asthénique, la saignée fut le principal remède. Les qualités de l'air avoient disposé les malades à la diathèse catarrhale et inflammatoire, mais toutes les autres causes et la nature des symptômes portoient à croire qu'un remède affoiblissant comme la saignée devoit être nuisible. L'heureux effet des hémorragies abondantes du nez fut ce qui détermina à employer la saignée, qui eut le plus grand succès : laissons parler l'auteur lui-même.

« Ces êtres encore foibles qui n'apportoient plus d'une fois qu'une courbature, » un *coryza* ou un rhume simple gagné le » long de la route, et dont ils eussent été » guéris par quelques jours de repos dans » tout établissement sain, n'étoient pas plutôt » dans le nôtre, qu'ils contractoient les » miasmes suspendus dans l'air de nos salles » infectées par les effets et le linge de tous » les entrans, et par une malpropreté qui » n'a pas d'exemple.

» Ceux-là n'étoient pas mieux soignés que » les autres ; mais à portée de reconnoître, » de combattre les premiers symptômes d'ir- » ritation qui s'annonçoient du côté de la » tête ou de la poitrine, symptômes qui » nous ont toujours paru être d'une nature » inflammatoire, nous commencions par » appliquer les sangsues aux malléoles et » ensuite aux tempes, ou bien nous faisions » une saignée du bras, quand la poitrine » étoit plus prise que la tête, et il est rare » que nous n'ayons pas eu à nous glorifier » d'une telle pratique, tant pour les malades, » infirmiers et employés à l'hospice, que

» pour ceux de la ville et de la campagne.

» Plus d'une fois ce succès répété a fait » avorter la fièvre en amenant une détente » qui a enrayé les épiphénomènes communs » et familiers aux progrès de la maladie ; et » lors même qu'il n'a pu produire cet effet, » la fièvre a suivi son cours, et par l'action » plus ou moins intense du miasme, ou par » les effets successifs de sa virulence, il » a paru de nombreuses pétéchies, des » soubresauts des tendons, un délire taci- » turne, la gangrène aux plaies des vésica- » catoires, etc. Mais les sujets ont presque » toujours échappé du onzième au treizième, » et le plus tard au vingt-unième jour.

» Il n'y a donc que les saignées détermi- » nées à propos, soit par l'art, soit par la » nature que nous ayons reconnues pour être » les moyens curatifs de la fièvre nosoco- » miale, lorsqu'elle est compliquée d'une » irritation cérébrale ou pulmonaire..... » L'état adynamique et souvent adynamico- » ataxique traînant à sa suite la chute rapide » des forces, le délire, la tension, le mé- » téorisme du bas-ventre, des déjections » involontaires et séreuses, des mouvemens » convulsifs, l'agrandissement et la lividité

» des pétéchies, la gangrène aux plaies des » vésicatoires, au coccyx et aux bourses, etc. » formoient la plus fréquente comme la plus » terrible anomalie, *surtout lorsque les » sujets n'avoient éprouvé aucune émission » de sang dans le principe.*

» Les ouvertures de cadavres ont achevé » de nous éclairer sur la nature comme sur » le traitement de la maladie. D'un côté la » coagulation du sang que nous avons trouvé » dans les sinus du cerveau, les adhérences » de la dure-mère avec ce viscère constam- » ment observées sur le point de la surface » corticale qui correspond à la faulx, et de » l'autre l'état de sphacèle où nous avons » trouvé l'un ou l'autre lobe des poumons, » et souvent tous les deux, en nous donnant » de plus en plus l'éveil sur le génie inflam- » matoire qui produisoit tous ces désordres, » dirigeoient notre main vers la lancette » comme vers le seul moyen de les prévenir. » Nous n'eumes pas plutôt adopté la saignée » que nous ne perdions plus que ceux de » nos fébricitans pour qui ce secours trop » tardif ne pût être employé. Nous dispu- » tâmes dès-lors à la nature le droit de sauver » par la phlébotomie autant de malades

» qu'elle par les hémorragies.... Plus j'ac-
» quiers d'expérience et plus j'ai lieu de me
» convaincre que si nos prédécesseurs étoient
» répréhensibles d'employer trop souvent la
» saignée, nous le sommes bien plus encore
» nous-mêmes d'avoir adopté une méthode
» contraire. La main qui pèseroit dans une
» même balance les inconvéniens qui ont dû
» résulter de l'un ou de l'autre des deux
» extrêmes, pourroit bien ne pas trouver
» l'avantage de ce dernier côté (1).

Cette citation est un peu longue, mais elle va si bien au sujet, et le sujet est si important que je n'ai pas cru devoir l'abréger davantage.

Les fièvres malignes et putrides de ce pays règnent particulièrement dans les printemps humides, lorsque la diathèse catarrhale prévaut, et tient encore de la diathèse inflammatoire de l'hiver; le nom de *fièvres catarrhales malignes* exprime bien leur nature. Nous employons constamment les sangsues aux tempes et à l'anus, quand les accidens

---

(1) Annales cliniques de Montpellier, T. XXI, p. 255 et la note.

du cerveau les indiquent, et souvent à l'anus pour ceux du bas-ventre; mais peut-être n'employons-nous pas assez la saignée. Dans ces cas douteux on doit imiter la prudence de RIVIÈRE dans un temps où l'on saignoit à tout propos, en ne tirant d'abord qu'une très-petite quantité de sang dont la perte ne puisse pas nuire, si elle ne soulage pas; on doit être présent à la saignée, et revoir le malade au bout de quelques heures.

Au reste, il faut regarder comme une exception, ces cas où un habile praticien se décide tout d'un coup à faire une saignée en saisissant le moment favorable, quoique suivant la pratique ordinaire, ce remède ne paroisse pas indiqué. Alors le médecin agit comme par inspiration, et le génie se met au-dessus de la règle (1).

---

(1) Il est essentiel d'observer que tout ce que je dis ici, ne doit s'appliquer qu'aux fièvres des pays d'une température moyenne; n'ayant aucune expérience de celles des pays très-chauds, je ne porte aucun jugement sur leur nature ni sur le traitement qui leur convient. Et à cette occasion on ne peut qu'être étonné que l'Académie de Bruxelles ait proposé un prix sur la fièvre jaune dans un pays où cette maladie n'existe pas, et où peut-être pas un des juges du concours n'en aura vu un seul exemple.

Hydropisie.

L'*hydropisie* vient de l'atonie, c'est pourquoi elle est la conséquence de la plupart des maladies chroniques ; une des causes principales de l'atonie est le trop de tension ; or, dans tous les cas, soit d'engorgement sanguin, soit d'inflammation proprement dite, la saignée est le meilleur moyen de diminuer la tension qui produit ensuite l'atonie par la rupture de l'équilibre entre les vaisseaux exhalans et les vaisseaux absorbans.

Le commencement des maladies chroniques est souvent aigu ; dans ce moment une évacuation de sang rétablit le cours ordinaire de la circulation et prévient l'hydropisie. Plus tard, quand cette maladie a pris le dessus, la saignée n'est plus utile, elle nuit même en affoiblissant. Et véritablement si l'on peut espérer de guérir radicalement l'hydropisie, c'est lorsque l'indication étant de saigner, on soulage en la suivant ; la maladie est encore dans son commencement et susceptible de guérison. Les cas d'hydropisie dont les commencemens ne sont pas aperçus et qui n'ont rien d'aigu, ne se guérissent presque jamais complétement, car l'évacuation des eaux n'est que la guérison d'un symptôme, et la cause reste, au lieu que lorsque la maladie a un commencement aigu, la saignée est un remède direct ; ensuite l'emploi des diurétiques agit sur un symptôme dont la cause est détruite.

Souvent la crainte de l'hydropisie fait redouter la saignée aux gens âgés, de soixante ans par exemple et au-delà : cependant ils y arrivent encore plus sûrement en négligeant la saignée quand elle seroit nécessaire. Un homme de soixante-trois ans, d'un tempérament vigoureux, fut attaqué d'une fièvre catarrhale, avec une douleur très-marquée à la poitrine en respirant, et le pouls assez plein ; c'étoit évidemment le cas de la saignée, mais il s'y refusa ; la maladie fut très-longue, de même que la convalescence, au point qu'il fut près d'un an avec de l'enflure aux jambes, et de l'oppression quand il montoit ou qu'il marchoit un peu vite ; ce ne fut qu'avec beaucoup de peine qu'il se débarrassa de ces infirmités. Il est clair qu'une saignée qui l'auroit promptement soulagé, n'auroit pas laissé la poitrine dans un état d'atonie tel que celui que lui causa la prolongation de sa maladie, comme il en convenoit lui-même.

J'ai fait saigner quatre fois une femme âgée de soixante et dix ans dans une péripneumonie ; elle eut ensuite de l'enflure aux jambes qui se dissipa en peu de temps. Deux ans après elle eut encore une attaque de la même maladie, elle fut saignée trois fois et n'eut pas d'œdème. Quatre ans après, c'est-à-dire à soixante et seize ans, elle eut une seconde rechute pour laquelle elle fut saignée deux fois avec le même succès.

Souvent on guérit les hydropiques par la saignée ou par les sangsues ; ou du moins si la saignée ne guérit pas, elle aide l'action des diurétiques qui auparavant ne produisoient aucun effet. Les exemples de ces guérisons ne sont pas très-rares ; je citerai les suivans d'après ma pratique.

Un homme de trente-cinq ans fut réveillé en sursaut par un domestique qui vint lui dire qu'un de ses enfans se mouroit; il fut tout de suite vers cet enfant, qui cependant se trouva mieux ; mais la révolution que le père éprouva fut telle que le lendemain les urines furent supprimées; il étoit à la campagne, et passa quelques jours à prendre des boissons apéritives qui ne produisirent aucun effet. Il vint à la ville enflé par tout le corps, fort oppressé et n'urinant presque pas; le pouls étoit lent, profond et dur. Réfléchissant sur la cause de la maladie évidemment spasmodique, je lui ordonnai pour le détendre une forte saignée; l'effet du remède fut prompt, il se trouva d'abord soulagé de la poitrine, le cours des urines se rétablit parfaitement, et le mal n'eut aucune suite.

Quand dans les maladies catarrhales inflammatoires, il survient des symptômes d'hydropisie, c'est ce qu'on appelle *hydropisie aiguë;* vu l'espèce de la maladie, la saignée est absolument nécessaire pour que les diurétiques puissent agir; la couenne du sang prouve cette nécessité, et décide à répéter la saignée si l'indication est toujours la même.

Un homme de quarante ans étoit depuis plusieurs semaines traité comme hydropique, sans espoir de guérison, puisqu'aucun remède ne le soulageoit. Ayant été appelé à le voir, je le trouvai dans un état d'anasarque et de chlorose, avec une fausse apparence de jaunisse, car en l'examinant on voyoit bien que c'étoit par décoloration et non par épanchement de bile qu'il étoit jaune; le pouls étoit difficile à trouver, mais il n'étoit pas foible. Je prescrivis d'abord de nouveaux remèdes diurétiques et apéritifs qui ne réussirent pas mieux que ceux de mon prédécesseur. Enfin au bout de plusieurs jours, voyant qu'il y avoit une sorte de redoublement de fièvre à certaines heures, quoique les lèvres et la langue fussent tout-à-fait pâles, et comme le malade étoit dans la force de l'âge, je hasardai de lui conseiller une saignée de trois ou quatre onces, à laquelle j'eus beaucoup de peine à le faire consentir, de même que sa famille. Le sang fut très-couenneux, le malade un peu moins oppressé, et le pouls plus développé. Le lendemain j'ordonnai une saignée de dix onces dont le sang fut comme celui de la veille, et qui procura un soulagement marqué. Dès ce moment les diurétiques agirent, et le malade fut rétabli beaucoup plus promptement que je ne m'y serois attendu.

L'application subite du froid quand on a chaud produit ordinairement des maladies catarrhales ou inflammatoires avec fièvre, mais le froid appliqué lentement et à la longue sur le corps non échauffé produit un effet affoiblissant et une foiblesse indirecte, avec une lenteur et une gêne dans la respiration dont il faut rétablir la liberté pour que les excitans puissent agir.

Un homme de trente-quatre ans, teneur de livres, d'un tempérament bilieux et mélancolique, d'une habitude de corps pâle, fut obligé de travailler plusieurs jours de suite dans un endroit froid, où il arrivoit le matin n'ayant pas chaud, et où il restoit plusieurs heures. Il en contracta peu à peu une telle disposition au froid qu'il ne se réchauffoit pas complétement le soir, ni pendant la nuit. Il devint par degrés si foible qu'il fut obligé de garder le lit; ce fut alors que je le vis. Il étoit tout-à-fait décoloré, avoit une bouffissure générale, et rendoit fort peu d'urine; son pouls petit et foible ne battoit que quarante-six à cinquante fois par minute, il poussoit souvent de profonds soupirs, et d'ailleurs n'avoit pas de mal qu'une sorte d'angoisse et de l'accablement. Je lui donnai d'abord quelques remèdes cordiaux, du vin d'Espagne, de bons bouillons, et je le fis beaucoup couvrir; cela ne produisit pas d'autre effet que de lui donner un peu plus de chaleur, l'anasarque et la rareté des urines allèrent en augmentant. Regardant l'application constante du froid comme la cause évidente du mal, je jugeai que la circulation avoit été, si je puis m'exprimer ainsi, comprimée de la surfave au centre du corps, sans réaction, et que pour produire cette réaction, une saignée seroit le meilleur moyen; on en fit en conséquence une de dix onces, le sang fut inflammatoire; le mal cessa sur-le-champ, le pouls se releva, devint plus fréquent, la chaleur se porta dans toutes les parties du corps, et les stimulans diffusibles associés aux diurétiques achevèrent bientôt la cure. Il est probable que sans cette saignée, le malade seroit devenu hydropique.

On trouve dans les auteurs plusieurs exemples d'hydropisies guéries par la saignée et par un traitement antiphlogistique (1). Il faut cependant observer que la plupart de ces cas tiennent à des causes qui auroient pu pro-

---

(1) Voyez Stoll, *Rat. medend. Part. III. p.* 300. *Mémoire sur l'hydropisie pléthorique*, par Mr. Poilroux. Annales cliniques de Montpellier, Tome XXVI, p. 48 et 231. Et les *Recherches de* Bacher, *sur les maladies chroniques;* surtout l'observ. X.

duire des maladies aiguës, telles que des coups, des chutes, de vives émotions, etc. et souvent dans des sujets jeunes et robustes. Dans ces circonstances la conduite qu'on doit tenir n'est pas douteuse; mais dans les sujets âgés ou foibles, on doit user de beaucoup de circonspection, et n'employer les évacuations de sang que d'après des indications bien marquées de disposition inflammatoire ou d'engorgement. Car il peut arriver qu'une saignée guérisse pour peu de temps un malade foible ou avancé en âge, mais qu'ensuite l'atonie prévale, et qu'on se repente d'avoir saigné.

Quant aux autres maladies chroniques, il faut admettre en principe que toutes les fois qu'on trouve des symptômes d'engorgement qui gênent quelque fonction importante, ou qui peuvent tendre à l'inflammation, il convient d'employer la saignée ou les sangsues, avec les précautions que la prudence indique, quoique la maladie ne paroisse avoir aucun rapport avec les phlegmasies proprement dites.

Rhumatisme.

Dans le *Rhumatisme aigu*, la saignée est généralement utile, je dirai même qu'elle est presque toujours nécessaire; elle a l'avantage dans cette maladie qu'on peut la pratiquer dans tous les temps, c'est-à-dire jusqu'au vingtième jour et au-delà, car lorsque le mal change de place en passant d'une articulation à l'autre, il y a renouvellement de fièvre; c'est comme une maladie inflammatoire qui est à son premier jour, et dans laquelle la saignée est bien indiquée. C'est pourquoi il faut ménager les saignées, et ne pas les multiplier quand elles ont procuré quelque soulagement, afin de les réserver pour les attaques subséquentes, quand les douleurs se porteront sur des parties qui n'auront pas encore été attaquées.

Quelques médecins croient pouvoir se passer de saignée dans le rhumatisme aigu, se fondant sur ce que même en ne saignant pas, le rhumatisme quitte une articulation, et passe à une autre en s'affoiblissant, de sorte que la maladie finit par degrés et sans saignée, ce qui préserve les malades de l'atonie consécutive que la saignée peut produire. Mais l'expérience prouve le contraire; j'ai soigné un homme qui avoit déjà eu plusieurs attaques de rhumatisme aigu, pour lesquelles il n'avoit point été saigné; la maladie entière avoit toujours duré au moins trois mois, et avoit laissé les articulations des mains et des pieds gonflées et à demi ankylosées; le mal avoit augmenté après chaque nouvelle attaque; dans celle où je le vis, le pouls étoit dur et fréquent, et la disposition inflammatoire évidente, il fut saigné trois fois, le sang fut toujours très-couenneux, il suivit un traitement antiphlogistique complet, fut guéri dans quatre semaines, et l'état des mains et des pieds n'empira pas comme dans les attaques précédentes.

J'ai vu le rhumatisme occupant tellement toutes les articulations, qu'on fut obligé d'attendre pour saigner que le mal laissât un bras ou un pied de libre, afin de pouvoir placer la ligature, et le prompt soulagement que produisit la saignée en prouva la nécessité.

Souvent aussi j'ai vu le rhumatisme aigu supporté long-temps sans saignée, quitter les articulations, et se portant sur l'intérieur, causer une maladie grave dans des cas qui paroissoient exempts de danger.

Les mêmes accidens arrivent aussi quand on saigne des sujets trop foibles. Il importe donc de ménager les saignées, et de proportionner l'emploi d'un remede si efficace au tempérament et à l'état plus ou moins fébrile et inflammatoire du malade. L'habitude de traiter ces maladies donne au médecin un tact qui lui sert de guide mieux que toutes les règles.

J'ai suivi plusieurs fois la méthode du Dr. HAIGARTH, qui consiste à donner promptement le quinquina dans le rhumatisme aigu (1), cependant après avoir abattu la fièvre par une ou deux saignées; j'ai employé en même temps un traitement antiphlogistique. La première occasion que j'eus d'éprouver cette méthode fut pour un jeune homme attaqué d'un rhumatisme inflammatoire bien caractérisé; je le fis saigner une fois, et je lui donnai des poudres nitreuses et antimoniales avec du petit lait. Dès le troisième jour la fièvre paroissoit diminuée, mais n'ayant point cessé, je lui donnai le quin-

---

(1) A clinical history of acute Rhumatism.

quina en poudre à la dose d'un demi-gros quatre fois par jour; il fut guéri à la première once, et une seconde confirma la guérison.

Depuis, ce remède ne m'a pas si bien réussi, et les cas où je l'ai donné m'ont plutôt paru plus longs et plus opiniâtres, que lorsque je m'en tenois simplement au traitement usité par les nitreux, les antimoniaux et le régime antiphlogistique. En sorte que je n'ai pas lieu de me louer du quinquina comme remède direct du rhumatisme aigu; quelques-uns de mes confrères ont été plus heureux que moi, et c'est toujours une méthode à tenter. Cependant j'observerai que ce qui réussit en Angleterre où les maladies inflammatoires sont moins communes que sur le continent, peut ne pas réussir dans notre pays; en Angleterre les maladies inflammatoires prennent très-facilement une disposition à la foiblesse et à la malignité qui demande promptement l'usage des toniques et des antiseptiques, quoique dans le commencement le traitement antiphlogistique ait convenu; au lieu que nous n'avons presque jamais besoin du quinquina dans ces maladies, si ce n'est quelquefois sur la fin, comme d'un tonique général pour abréger la convalescence.

Dans le rhumatisme aigu, l'on se sert souvent des sangsues appliquées sur la partie malade; je n'ai pas trouvé que cette saignée locale procurât autant de soulagement que la saignée générale; le rhumatisme aigu est une maladie de tout le système et demande des remèdes généraux.

Il n'en est pas ainsi du rhumatisme chronique, dans lequel une partie est souvent vivement affectée sans qu'il y ait de fièvre. Dans ce cas la saignée est sinon nuisible, au moins inutile, tandis que l'application des sangsues ou des ventouses scarifiées sur le mal même, procure un soulagement marqué, et quelquefois une guérison durable.

Quelquefois cependant le rhumatisme chronique, se portant sur un viscère important, y détermine une maladie inflammatoire qui doit être traitée comme telle par la saignée, si elle est indiquée, sans s'inquiéter de la cause éloignée. Alors la maladie, de chronique devient aiguë : il faut, tout comme dans les coliques inflammatoires, se régler sur la douleur, et non sur le pouls, qui quelquefois est plus foible et plus lent que dans l'état naturel, et aider le traitement antiphlogistique par l'application judicieuse des vésicatoires.

Je dois rapporter ici une maladie qui, je crois, n'a pas été décrite; la première fois que je l'observai, il y a environ trente ans, ce fut chez un enfant qui avoit aux deux jambes sur la partie extérieure moyenne du tibia, une élévation rouge, chaude, dure, et très-douloureuse au toucher, avec de la fièvre et une apparence phlegmoneuse, au point que je craignois une suppuration, je fis appliquer un cataplasme de mie de pain et d'eau végéto-minérale qui procura un prompt soulagement; les tumeurs devinrent plus molles et moins douloureuses, la chaleur passa, et tout fut fini en cinq ou six jours en suivant le cours d'une forte contusion.

Depuis, j'ai vu quelquefois cette maladie produire sur les bras et les jambes plusieurs tumeurs de la même nature, toujours avec de la fièvre, et exigeant un traitement antiphlogistique; une fois entr'autres chez une jeune fille sanguine et vigoureuse, la fièvre et les douleurs étoient très-fortes, il fallut deux saignées, et le sang fut inflammatoire.

Je ne puis comparer ces tumeurs qu'à de

petits phlegmons, de forme arrondie, de demi-pouce jusqu'à un pouce de diamètre, qui se terminent par résolution et deviennent livides, puis jaunes à mesure qu'ils se guérissent, sans qu'il soit nécessaire de recourir à aucune application, à moins de grande douleur locale : il m'a semblé qu'il y avoit quelque analogie entre ce mal et le rhumatisme aigu; d'ailleurs ce n'est pas une maladie grave, et elle est assez rare.

Goutte.

Quoique le rhumatisme soit une maladie fort commune dans ce pays, la véritable *goutte* à paroxismes réguliers y est rare, et sur le petit nombre des goutteux, il n'y en pas la dixième partie qui ait des accès très-violens, en sorte que leur goutte se passe sans autres remèdes que le régime, le repos, et la chaleur; et l'on a d'autant moins besoin d'employer la saignée, que le préjugé est généralement établi qu'il ne faut pas saigner pour un accès de goutte. Cependant, quand la fièvre est très-forte, le pouls dur et fréquent, en un mot quand il y a une apparence inflammatoire bien décidée, la saignée devient nécessaire. Mais on doit faire pour la goutte le même raisonnement que pour l'asthme ; comme l'atonie est la conséquence de la goutte, et que cette disposition s'oppose aux retours réguliers, il ne faut employer la saignée que pour les cas violens décidément inflammatoires, dans les sujets jeunes et robustes et dans le commencement ou le milieu du paroxisme.

Quant à ce qu'on appelle *goutte remontée*, c'est-à-dire lorsque le paroxisme goutteux se porte sur quelque viscère essentiel, il faut traiter la maladie comme inflammation grave, et employer hardiment la saiguée, en même temps qu'on suit un traitement propre à reporter la goutte à son siége naturel, par les antispamodique et les anodins intérieurement, et extérieurement par les vésicatoires, les sinapismes, etc.

Maladies éruptives.

Dans toutes les maladies éruptives, la saignée est nécessaire quand la fièvre d'invasion est trop forte, mais c'est au médecin praticien à juger de cette fièvre, et l'expérience lui montre quels sont les cas dans lesquels, malgré la force de la fièvre, on doit la laisser aller, parce qu'on prévoit que l'éruption doit avoir lieu, et ne tardera pas à l'abattre.

Prenons pour exemple les trois maladies éruptives les plus fréquentes dans ce pays, je veux dire la petite vérole, la rougeole, et la scarlatine.

Dans la *petite vérole*, pour que la maladie soit heureuse, l'éruption doit se faire le troisième jour, et n'être pas précédée de maux de reins, ni de maux de ventre; si donc au troisième jour de la maladie, il n'y a pas d'autre mal qu'une fièvre violente sans boutons, ou seulement avec quelques boutons commençans, l'exposition à l'air frais et de l'eau froide suffiront pour calmer la fièvre, et la saignée ne sera pas nécessaire, si le malade est un enfant; car pour un adulte, je crois que c'est toujours bien fait de saigner quand la fièvre est forte.

Mais lorsque l'éruption commence dès le premier jour, avec des douleurs de reins ou de ventre, la saignée est tout-à-fait nécessaire, et le traitement subséquent par l'exposition à l'air, les vomitifs, le calomel et les purgatifs, n'en ira que mieux. La principale indication est de retarder l'éruption, et rien n'est plus propre que la saignée à produire cet effet. Non-seulement la saignée retarde l'éruption, mais elle la rend moins abondante; or quand une fois l'éruption est complète, si elle est très-abondante, quoique d'une bonne nature, elle est toujours dangereuse, et peut changer en mal par l'abondance même; au lieu que des pustules malignes peu abondantes peuvent encore se corriger.

Il y a aussi des petites véroles dont l'éruption est retardée, quoique l'accablement, la douleur de reins, la fréquence du pouls, fassent présager une petite vérole confluente, le pouls est souvent petit et foible, et le visage pâle; malgré cela il faut saigner, et soutenir l'effet de la saignée par les vésicatoires aux jambes pour débarrasser le cerveau, en favorisant l'éruption et en la détournant de la tête. Souvent, surtout chez les enfans, si l'affection du cerveau est marquée par l'assoupissement et les rêveries, il convient mieux de mettre les sangsues aux tempes et les vésicatoires aux jambes : mais si les maux de reins dominent, la saignée du bras est préférable même pour les enfans.

La force de la fièvre pendant et après l'éruption prouve assez ensuite qu'on a bien fait de la pratiquer.

Il y a des cas désespérés dans lesquels aux douleurs de reins se joignent des pétéchies, la prostration des forces, et tant de signes de faiblesse directe, que la saignée ne paroît pas praticable. Cependant, vu la constante disposition à l'inflammation dans ce pays, et le peu de ressource que présentent ces sortes de cas, j'oserois conseiller d'abord les cordiaux, l'opium, l'éther, le vin, les aspersions d'eau froide; et ensuite, quand la disposition asthénique seroit corrigée, la saignée, avant que l'éruption fût complète ; car lorsque le traitement par les toniques vient à réussir pour le moment, il ne remédie pas à l'abondance future de l'éruption, et c'est encore d'une petite vérole confluente et par excès d'inflammation, que les malades périssent dans la période de suppuration.

La saignée est aussi indiquée dans cette période, quand la fièvre est très-forte, de même que dans celle de dessication, et quand après la dessication finie, il survient des symptômes inflammatoires qui menacent de dépôts et d'accidens graves de suppuration. La plupart des auteurs s'accordent à conseiller la saignée dans ces divers cas ; j'avoue qu'elle ne m'a jamais réussi, peut-être n'ai-je pas été assez hardi ni assez constant dans la répétition du remède, mais j'en ai été détourné par le manque total de soulagement, et le plus souvent même par l'aggravation des symptômes pour lesquels je l'avois conseillé.

Mais grâces à l'inoculation de la petite vérole et surtout à celle de la vaccine, il est heureusement presque inutile de parler du traitement de cette horrible maladie, qui deviendra toujours plus rare, et dont le genre humain sera peut-être enfin délivré.

Ce que nous avons dit de la petite vérole peut s'appliquer à la *Rougeole ;* seulement ce n'est pas l'abondance ni la promptitude de l'éruption qu'on doit craindre, mais bien l'affection catarrhale de la poitrine. Dans ce pays la rougeole a presque toujours un cours régulier, elle est très-rarement mortelle par elle-même, mais elle l'est quelquefois par les suites d'un traitement négligé. Si la fièvre est forte, et s'il y a des accidens inflammatoires, soit avant, soit pendant l'éruption, la saignée convient chez les adultes et chez les enfans robustes, mais elle n'est presque jamais indiquée chez les enfans.

Quant à la péripneumonie qui survient quelquefois vers le huitième jour de la rougeole, lorsque le cours de l'éruption est terminé, la nécessité de la saignée est la même que dans les péripneumonies ordinaires, et le traitement est tel que nous l'avons indiqué. Au reste, le malade qui aura été saigné dans l'invasion, sera bien moins exposé à cet accident consécutif. Quelques auteurs conseillent de ménager les saignées dans le moment de l'invasion, de crainte de diminuer cette ressource lors de la péripneumonie consécutive; le raisonnement est plausible, mais je ne l'ai jamais vu confirmé par l'expérience, c'est-à-dire que les malades à qui la péripneumonie est survenue vers le huitième jour, n'avoient pas été saignés dans le commencement de la maladie. Il ne faut pas perdre de vue que la rougeole est une affection catarrhale inflammatoire, qui se porte particulièrement sur la poitrine, et que la saignée prudemment administrée est le meilleur moyen de prévenir la phthisie dont les malades sont menacés, même long-temps après la rougeole terminée comme maladie éruptive.

Quelquefois l'éruption de la rougeole est retardée, parce que la matière de la maladie se porte sur les nerfs, au lieu de se porter à la peau; alors il y a beaucoup de foiblesse apparente, mais au fond la saignée est nécessaire. Un homme âgé de trente ans tomba malade avec de la gêne dans la respiration, une sorte de toux étouffée, le pouls petit, foible et fréquent, des sueurs froides, des demi-défaillances, de l'angoisse, un peu de rêverie. Pendant trois jours, le mal alla en croissant malgré différens remèdes, et je ne savois que décider sur le genre de sa maladie. Tout-à-coup l'idée de la rougeole me vint, il y avoit quelques raisons de croire que le malade y avoit été exposé, il falloit agir avec vigueur, car le mal s'aggravoit à chaque instant; je prescrivis un julep cordial, une saignée de bras, et les vésicatoires aux jambes. Le soir je trouvai le malade avec beaucoup de fièvre, le pouls fort et fréquent, et l'éruption de la rougeole qui commençoit; je fis discontinuer le julep qui pouvoit exciter la toux, et qui n'étoit plus d'aucune utilité, et la maladie suivit son cours heureusement (1).

Dans la *scarlatine* ou fièvre rouge, l'emploi de la saignée est plus délicat que dans les deux maladies précédentes ; la fièvre qui accompagne cette éruption est moins inflammatoire, le siége de l'inflammation est plus local, et c'est surtout à l'angine qu'il faut faire attention.

Si le pouls est dur et plein, et le sujet assez fort, adulte ou enfant, la saignée est nécessaire dans la fièvre d'invasion, et même après l'éruption commencée, tant que les symptômes inflammatoires l'exigent ; et ensuite si l'inflammation des amygdales est considérable, il faut appliquer les sangsues au cou, et répéter cette application suivant le besoin. Les sangsues suffisent sans la saignée, si le pouls est peu dur, surtout si le malade est un enfant ; elles sont toujours nécessaires si l'engorgement des glandes est considérable, même dans les sujets foibles ; car on doit craindre l'affection locale qui tend constamment à l'inflammation plus qu'à la gangrène.

---

(1) Pour la saignée dans la diarrhée qui survient quelquefois à la rougeole. Voyez SYDENHAM, p. 199.

Je parle des scarlatines de ce pays, et non des scarlatines malignes fréquentes en Angleterre et dans les pays du nord, et très-rares dans celui-ci (1).

L'*Anasarque* fréquente à la suite de la

---

(1) Si on lit avec attention ce que les Anglois ont écrit sur l'angine maligne, on sera convaincu que presque toujours, ou même j'ose dire toujours, la *Cynanche maligna* ou *ulcerous sorethroat* est la scarlatine dont l'effort se porte sur les glandes de la gorge ou du cou. Dans la plupart des cas il y a avec l'angine une éruption scarlatine ou rouge à la peau, et quelquefois en même temps une éruption miliaire que nous voyons aussi fréquemment ici, quand l'éruption de la scarlatine est violente. Souvent les malades d'angine ont l'éruption scarlatine, quoiqu'ils aient pris la maladie par contagion de ceux qui avoient l'angine sans éruption. Souvent aussi nous voyons l'inverse, des maux de gorge sans éruption dans les familles où règne la scarlatine. En Angleterre cette maladie est fréquemment accompagnée d'une fièvre putride et maligne, ce qui est rare parmi nous où la fièvre scarlatine est presque toujours inflammatoire, c'est là toute la différence. Voyez HUXHAM, GRANT, et même CULLEN qui ne croit pas à l'identité des deux maladies.

Angina etiam absque hoc exanthemate frequens fuit, sed non absque febre scarlatinam æmulante. STOLL *Rat. Medend.*, *vol. II. p.* 50.

scarlatine quand les convalescens s'exposent trop tôt à l'air libre, et observée beaucoup plus rarement après les autres maladies éruptives, est ordinairement purement leucophlegmatique; mais elle a quelquefois un caractère aigu qui peut exiger la saignée, par l'indication du pouls dur et fréquent, accompagné de chaleur et de sécheresse de la peau, par des accidens de rhumatisme aigu, ou par des symptômes qui peuvent faire craindre quelque part un foyer de suppuration. A cette occasion je me rappelle d'avoir traité, il y a plusieurs années, une jeune fille malade d'anasarque pour s'être exposée au froid à la suite de la scarlatine, à qui j'évitai une suppuration des glandes du cou par l'application des sangsues. Mais comme ensuite elle continua d'avoir de la fièvre et de l'oppression, j'employai tous les moyens que je crus efficaces, excepté le meilleur, qui auroit été la saignée, et j'eus le malheur de voir périr la malade par un empyème énorme démontré par l'ouverture du corps. Je m'aperçus bien de ma faute, mais trop tard pour pouvoir la réparer.

Les personnes peu exercées dans la pratique des maladies éruptives, se trompent souvent sur la nature et le traitement d'une éruption. Une méprise dont j'ai été témoin plus d'une fois, c'est lorsqu'on prend le mal de gorge qui précède l'éruption de la fièvre scarlatine pour une angine tonsillaire, et que se réglant uniquement sur la fièvre, on empêche l'éruption par des saignées répétées à chaque fois qu'elle est prête à se faire, et que la fièvre augmente. Il résulte de là que, l'éruption supprimée, le malade tombe dans une affection anomale qui ressemble à une fièvre maligne, et qui donne lieu à des accidens embarrassans. Le temps de l'éruption une fois passé, elle ne revient plus. Le traitement le plus convenable consiste à exciter la sueur puisqu'on ne peut plus rappeler l'éruption, ce qu'on obtient par les diaphorétiques, les vésicatoires, et en tenant le malade chaudement couvert. On découvre facilement que le mal de gorge étoit un symptôme de fièvre scarlatine par la rougeur et la netteté parfaite de la langue et du gosier, et par la desquamation de l'épiderme qui arrive au bout de deux ou trois semaines ou même plus tôt.

Je dois dire ici un mot de deux maladies éruptives, les pétéchies et la miliaire, dans lesquelles la saignée est souvent nécessaire, mais que nous ne voyons pas ici comme essentielles. Les *pétéchies* se joignent quelquefois aux fièvres putrides et malignes, d'autres fois aussi on les observe sans fièvre, mais c'est toujours avec des signes de foiblesse et de dissolution du sang qui excluent absolument la saignée. Cela paroît contradictoire avec la diathèse inflammatoire qui prévaut généralement dans ce pays, mais cela est ainsi; voyez plus haut page 239.

Quant à la fièvre miliaire proprement dite, qu'on observe dans d'autres climats d'une température semblable à la nôtre, ou très-différente, je ne l'ai jamais observée. J'ai souvent vu une éruption miliaire mêlée avec l'éruption scarlatine, comme aussi dans les maladies inflammatoires, et surtout à la suite des couches. Dans ces deux cas cette éruption étoit presque toujours suivie du soulagement des malades, et n'exigeoit pas un traitement différent de celui de la maladie principale. Quelquefois j'ai observé qu'elle faisoit crise dans les maladies inflammatoires, quoique plusieurs saignées n'eussent pas suffi pour appaiser l'inflammation.

Un jeune homme étoit au premier jour

d'une péripneumonie, j'ordonnai une saignée; le chirurgien ayant fait lever le malade pour le saigner, afin qu'il fût plus près du jour, il commença à se trouver mal, et comme son pouls devint très-foible il ne fut pas saigné, le mal augmenta considérablement dans la nuit, il ne fut saigné que le lendemain, et huit saignées copieuses et rapprochées, ne diminuèrent ni la fréquence, ni la force du pouls; enfin au septième jour une éruption miliaire générale, trop abondante pour qu'on pût l'attribuer à la sueur, procura un calme marqué, et fut une crise salutaire qui amena promptement la convalescence. J'ai vu la même chose arriver par l'éruption des aphthes, dans des cas inflammatoires où plusieurs saignées n'avoient pu produire aucun soulagement.

Erysipèle.

La saignée n'est nécessaire dans l'*Erysipèle* que si la fièvre et les symptômes inflammatoires l'indiquent, ce qui n'a guères lieu que lorsqu'il est à la tête; mais si les accidens sont modérés, la saignée est plus nuisible qu'utile, en ce qu'elle diminue l'énergie de la circulation qui porte le mal à la surface. Souvent alors la maladie traîne en longueur, par la foiblesse du malade, suite de la saignée; aussi est-ce un préjugé très-nuisible que celui qui établit la saignée comme indispensable dans tout érysipèle pour empêcher la rechute; l'expérience prouve le contraire, et les rechutes arrivent également quand on saigne et quand on ne saigne pas.

Mais il est une espèce d'érysipèle *phlegmoneux* dans laquelle le mal ne se borne pas à la surface extérieure de la place, mais où l'inflammation en occupe aussi la surface intérieure. La maladie commence ordinairement par un grand frisson, accompagné de beaucoup de foiblesse, et souvent de maux de cœur et de défaillance; ensuite la fièvre se développe, et sur la fin de l'accès, en général le lendemain de l'invasion, on s'aperçoit d'un érysipèle, le plus souvent à la jambe; et comme la fièvre baisse et que le malade est fort soulagé, on croit que tout est fini, et que cet érysipèle fait crise; mais il n'en est pas ainsi, l'érysipèle semble se terminer au dehors comme à l'ordinaire, seulement il ne chemine pas et continue où il a commencé. On ne tarde pas à reconnoître qu'il y a un mal plus profond, il reste de la tension et de la douleur dans cette place, surtout quand on la presse, la rougeur érysipélateuse passe, et est remplacée par une rougeur phlegmoneuse ; il s'établit ensuite une suppuration qui assujettit le malade à un traitement long et douloureux ; souvent il se forme des escarres dont la chute donne issue au pus amassé dans le tissu cellulaire.

C'est par la saignée générale, tant que le pouls le permet, et ensuite au moyen des sangsues placées autour du siége du mal, qu'on peut espérer d'éviter la suppuration, ou au moins de la rendre peu considérable. On emploie en même temps les remèdes discussifs et résolutifs, tels que les cataplasmes avec l'eau végéto-minérale, et un traitement intérieur approprié dans lequel l'émétique est particulièrement utile.

J'ai vu de tristes suites de ces cas traités négligemment et sans prévoyance, tels que des clapiers profonds causés par le pus qui fusoit entre les muscles, et des caries des os du tarse, jetant les malades dans une fièvre lente, et qui n'ont pu se terminer que par la mort ou l'amputation.

Quelle que soit la cause d'un dépôt qui

menace de suppuration, il convient de saigner ou d'appliquer les sangsues sur la partie malade (1), avant que d'employer les émétiques et les résolutifs.

---

(1) Si l'on craint que l'application des sangsues n'augmente l'irritation de la partie malade et l'inflammation qu'on travaille à diminuer, il faut se contenter de les placer à l'entour du siége du mal.

CHAPITRE VI.

AFFECTIONS EXTERNES.

Fluxions.

DANS ces affections chroniques qui sont le plus souvent sans fièvre, l'application des sangsues est généralement utile. Dans les *Fluxions du nez*, il faut mettre une sangsue à la commissure de chaque narine, et répéter le remède au bout de huit à quinze jours, et même à un intervalle plus long, jusqu'à guérison complète, pendant qu'on emploie en même temps les remèdes généraux, purgatifs et dépuratifs. Souvent le traitement général ne réussit pas sans le traitement local, et souvent celui-ci suffit seul. Quelquefois le mal semble augmenter après l'application des sangsues, mais comme il diminue ensuite, c'est un encouragement à recommencer; et il est rare qu'avec de la constance, on ne réussisse pas. J'ai guéri par ce moyen une engelure au bout du nez qui duroit depuis plusieurs années, chez une jeune fille de dix-huit ans. Lorsque le remède a été inutile il ne m'a jamais paru nuisible.

Les *Fluxions de la lèvre supérieure* sont plus opiniâtres que celles du nez, mais si les sangsues appliquées plusieurs fois ne les guérissent pas complétement, elles contribuent beaucoup à les diminuer.

Dans les *Douleurs de dents* qui ne viennent pas de dents cariées, mais par cause rhumatismale, les sangsues réussissent souvent. Si le sujet est sanguin et le mal violent, il faut faire précéder la saignée locale par la saignée générale, on doit même toujours pratiquer cette dernière, quand les douleurs sont excessives, ou seulement quand les sangsues ont été inutiles. Une femme de trente-cinq ans avait une douleur opiniâtre sur les dents quoiqu'elles ne fussent pas gâtées, elle se fit appliquer les sangsues du côté affecté, il en résulta une fluxion érysipélateuse avec beaucoup d'enflure, mais elle fut parfaitement guérie de la douleur. Un an après, cette douleur revint, et l'application des sangsues produisit le même effet, qui fut suivi d'un bien-être de cinq ans, au bout de ce temps-là, en 1810, une troisième attaque résista à tous les remèdes; l'application des sangsues fut suivie de la fluxion et de l'enflure avec un soulagement marqué, mais qui ne dura que vingt-quatre heures; une saignée du bras emporta la douleur qui ne revint plus. Il est à remarquer que cette malade venoit d'avoir ses règles plus abondantes qu'à l'ordinaire sans le moindre soulagement.

Lorsqu'il y a un *Engorgement aux gencives*, les sangsues sur la place même, ou tout proche, manquent rarement de soulager et guérissent souvent de même que les scarifications.

Les sangsues sont aussi un bon moyen à employer pour les *Engelures* des mains et des pieds, et qui contribue beaucoup, soit à la guérison actuelle, soit à empêcher que les doigts ne grossissent trop dans la suite.

Engorgemens glanduleux.

Les sangsues sont un des meilleurs moyens d'empêcher la suppuration des *glandes du cou*, si on les emploie de bonne heure dans les cas d'engorgement qui la font craindre, et si l'on ne peut par leur application empécher les tumeurs d'abcéder, au moins rend-on par-là l'inflammation moins considérable. Il faut avoir soin de placer les sangsues de manière qu'elles ne mordent pas sur la tumeur même, mais seulement autour, au-dessus et non pas au-dessous, parce que lorsque leur morsure se trouve dans l'endroit le plus déclive, elle y détermine quelquefois une ouverture qui auroit pu n'avoir pas lieu, la matière étant repompée par résolution, ce qui évite une cicatrice désagréable : et à propos de cela j'observerai, contre l'avis de quelques chirurgiens, qu'il vaut mieux laisser les abcès glanduleux percer naturellement que de les ouvrir avec le bistouri.

J'en dirai autant des *Tumeurs au sein*, quand elles surviennent à des nourrices par cause laiteuse; pour peu qu'elles soient considérables elles finissent presque toujours par abcéder quoiqu'on fasse, et le mal est beaucoup plus tôt guéri si l'on abandonne le tout à la nature à l'aide de cataplasmes émolliens, que si l'on a recours à l'instrument. J'ajouterai que la guérison est plus parfaite, en ce que la cicatrice d'une ouverture spontanée, quoique passablement grande, reste toujours assez molle pour conserver au toucher la même consistance que les parties voisines ; au lieu qu'une cicatrice artificielle est dure, et forme souvent un noyau qui peut devenir squirrheux à la première contusion. Dans tout ceci je parle d'après ma propre expérience.

Quant il survient des tumeurs au sein qui font craindre une dégénération squirrheuse, les sangsues appliquées à diverses reprises et par intervalles plus ou moins longs, suivant les cas, sont un des meilleurs moyens d'en faciliter la résolution. J'en ai vu plusieurs exemples, j'en citerai un des plus frappans. Je fus appelé auprès d'une jeune fille qui portoit au sein une tumeur de la grosseur d'une pomme médiocre, dure et douloureuse au toucher et par élancemens ; il y avoit déjà quelques mois qu'elle s'en étoit aperçue, mais elle n'en avoit rien dit ; le mal alloit en augmentant, et la tumeur étoit plus douloureuse quelques jours avant les règles. La malade étoit mieux dans l'intervalle, mais la tumeur restoit toujours la même. Un célèbre chirurgien, habile et expérimenté, que je demandai en consultation, n'eut pas d'autre avis que de faire l'extirpation ; cependant au bout d'un an de soins, elle fut parfaitement guérie, sans en venir à l'opération, et de tous les remèdes celui qui parut le plus efficace, fut l'application de cinq ou six sangsues autour du sein répétée tous les mois ou tous les deux mois, quelques jours avant les règles. Cette demoiselle s'est depuis mariée, et a nourri quatre enfans sans aucun retour de mal.

Les *ourles* ou *oreillons*, tumeurs des parotides et du tissu cellulaire environnant, *cynanche parotidea*, sont de peu de conséquence dans ce pays, et n'exigent ordinairement que le régime et la chaleur pour tout traitement. Les sangsues derrière les oreilles paroissent indiquées, c'est pourquoi des médecins instruits, mais pas assez expérimentés, les conseillent souvent; mais elles sont presque toujours superflues, et il y a apparence que quelquefois, en traitant très-méthodiquement des symptômes qui devoient suivre d'eux-mêmes un cours favorable, on attribue aux remèdes une guérison qui n'est due qu'à la nature. Je n'ai été obligé de conseiller les sangsues pour les ourles qu'une seule fois, dans une jeune fille chez qui la rougeur de la face et le mal de tête les demandoient absolument (1). Quelquefois la tumeur passe des parotides aux testicules, et à cette place comme à toute autre, si la maladie menace de devenir inflammatoire, la saignée ou les sangsues conviennent pour diminuer l'engorgement.

Tumeurs des articulations.

Dans les *tumeurs chroniques des articulations* qui sont si souvent dangereuses, surtout celles du genou, les sangsues sont un remède indispensable; la plupart de ces maladies sont causées par une irritation in-

(1) Voici précisément un cas où, suivant des médecins trop systématiques, les sangsues appliquées près du siége du mal attirent le sang à la tête, et nuisent au lieu de soulager; ils auroient conseillé les sangsues aux cuisses ou à l'anus. La malade étoit sujette à des maux de tête accompagnés de chaleur et de pesanteur, elle ne pouvoit pas supporter les chambres chaudes, ni les assemblées nombreuses; les sangsues à l'anus, les bains de pieds, les sinapismes, l'avoient souvent soulagée, et souvent n'avoient rien fait. Ici les sangsues appliquées derrière les oreilles, presque sur la parotide engorgée, procurèrent un soulagement prompt et complet.

flammatoire intérieure et profonde, qui finit par carrier les os et détruire l'articulation, ou au moins par produire une ankylose.

L'application réitérée des sangsues arrête souvent les progrès du mal, et calme la douleur, mais il ne faut pas se rebuter, ni se laisser intimider par la foiblesse qui a lieu quelquefois à la suite du remède. Quand cela arrive on employe des fortifians qui n'échauffent pas, on met un intervalle un peu plus long d'une application à l'autre, mais on n'y renonce pas. J'ai vu des tumeurs au genou, quelques-unes à la suite d'une contusion, d'autres venant naturellement dans des sujets scrofuleux, guéries par l'application répétée des sangsues, non pas au bout de quelques mois, mais au bout de quelques années. Quand je dis guéries par les sangsues, je n'entends pas sans un traitement approprié aux différens cas; mais je dis que sans les sangsues, les autres remèdes auroient été insuffisans; et quelquefois elles ont suffi seules, dans les sujets bien disposés, et dont le mal étoit purement local.

Chutes ou contusions.

Si le pouls est dur, la contusion considérable, et surtout s'il y a de la fièvre, on doit commencer par une saignée, puis appliquer les sangsues sur l'endroit contus; s'il n'y a absolument pas de fièvre, et que la contusion ne soit pas très-forte, les sangsues seules peuvent suffire. Mais il est imprudent de ne pas saigner après une grande chute, lors même qu'il n'y a pas de contusion bien marquée, pour prévenir les suites de la commotion.

Les cas de chutes assez violentes pour occasionner une fracture ou un épanchement dans une des trois cavités, demandent un traitement chirurgical dans lequel je n'entre pas.

D'après tout ce qui vient d'être dit, il sera facile de se conduire dans tous les cas où une disposition inflammatoire se manifestera. Il est impossible, au moins superflu, de les spécifier tous, et les principes que nous avons posés serviront de règle sûre de conduite, pour tout homme de bon sens et de jugement qui aura reçu une éducation médicale régulière.

CHAPITRE VII.

Des Saignées de précaution.

J'ai déjà eu occasion de parler des saignées de précaution pour éviter les rechutes des maladies inflammatoires, en traitant de ces maladies. Je remarquerai cependant que les saignées ont peu d'efficacité pour prévenir une maladie inflammatoire, et que tel individu qui est attaqué d'une péripneumonie ou d'une colique inflammatoire, ne l'auroit pas évitée en se faisant saigner le jour avant l'invasion. Voici un exemple bien frappant de ce que j'avance.

Un enfant de six ans, malade d'une angine tonsillaire, fut traité par la méthode antiphlogistique; on lui appliqua deux fois les sangsues au cou; la fièvre et tous les accidens inflammatoires avoient cessé. Le septième jour il fut purgé avec succès, et paroissoit en tout bien guéri, et surtout à l'abri d'une maladie inflammatoire contre laquelle il avoit été en quelque sorte préparé; le pouls étoit à quatre-vingts, l'enfant gai et de bon appétit.

Tout-à-coup, le huitième jour, il fut saisi d'un croup des plus violens avec des symptômes marqués d'inflammation que trois saignées de six à huit onces faites de bonne heure et tous les remèdes le mieux indiqués, ne purent calmer ; le sang fut toujours couenneux, et à l'ouverture du corps on trouva la membrane polypeuse complétement formée.

Il n'en est pas de même des congestions, ou des inflammations consécutives provenant de l'engorgement de quelque viscère important ; c'est alors que la saignée prophylactique peut être d'une grande utilité. Ainsi après les maladies de la tête, si, lorsque la santé a paru rétablie pendant quelque temps, il survient des signes de pléthore, on ne doit pas hésiter de saigner ou d'appliquer les sangsues, sans attendre des accidens plus marqués, tels que des vertiges ou des éblouissemens, à plus forte raison si ces accidens ont lieu. Les mêmes précautions doivent être employées pour prévenir les rechutes d'hémoptysie ou de maladie noire. Dans les cas d'hémoptysie ce sera la saignée du bras, ou les sangsues à l'anus, selon que l'hémorragie sera plus ou moins active. Dans la *melœna* ou dans les affections qui tiennent au système hémorroïdal, les sangsues doivent avoir la préférence.

Il paroît que dans la véritable inflammation, c'est le système artériel qui est affecté, et que les saignées de précaution sont inutiles. Tandis que les affections du système veineux produisent des engorgemens qui se forment à la longue, et qui admettent des saignées prophylactiques. Sans fixer de règles exclusives, on doit dans ce cas-là, laisser quelque latitude au médecin, qui se conduit d'après le tempérament connu de son malade.

On a coutume d'ordonner la saignée dans les cas d'émotion violente, de frayeur, de grand chagrin subit ; le plus souvent elle n'est pas nécessaire, et une saignée inutile peut être nuisible. Si l'individu est évidemment pléthorique, si l'émotion a été grande, et si la force et la dureté ou la gêne du pouls indiquent la saignée, c'est un remède nécessaire et tout fait présumer qu'on s'en trouvera bien.

Quant aux saignées proprement dites de précaution, qu'on pratique une ou deux fois par an, sans être malade, pour se conserver en santé, comme c'étoit autrefois la coutume en divers pays, elles ne peuvent avoir qu'un mauvais effet. On n'évitera pas par-là les maladies inflammatoires, et si l'on vient à en avoir quelqu'une, la saignée à laquelle on est accoutumé, n'aura point un si bon effet, et on ne pourra peut-être pas la répéter aussi souvent qu'il seroit nécessaire.

Les personnes qui ont contracté cette habitude doivent s'en délivrer par degrés, en prolongeant les intervalles entre les saignées, et en attendant quelque signe de plénitude sanguine qui les détermine à cette évacuation. Mais, soit pour ces personnes-là, soit pour celles qui sont obligées de se faire saigner par crainte de récidive de quelque maladie, les saignées ne sont pas un bon moyen de diminuer la quantité du sang, puisque au contraire la saignée habituelle augmente la disposition à en former. C'est un fait qu'il n'est pas facile d'expliquer, mais qui nous est démontré par l'expérience. Le vrai moyen d'éviter la pléthore, c'est le régime qui consiste dans la sobriété, la nourriture végétale, l'exercice en plein air, et le peu de sommeil. En le suivant on fera peu de sang, et l'on n'aura pas besoin de recourir à la saignée, excepté dans les cas d'absolue nécessité.

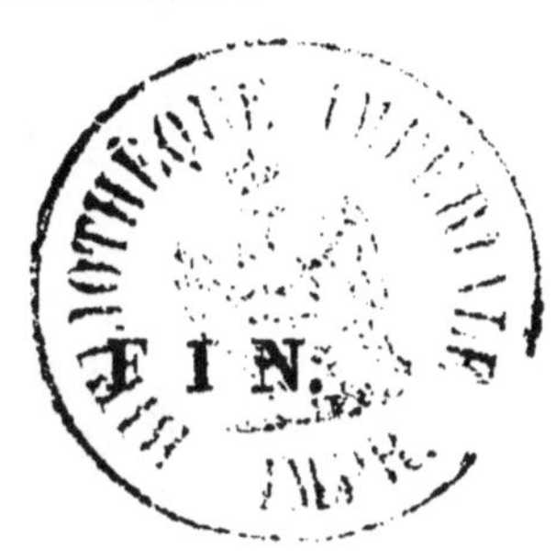

FIN.

TABLE DES MATIÈRES.

NOTICE. Page v

AVANT-PROPOS.

CHAPITRE I.er

DE LA SAIGNÉE.

Du Pouls qui demande la saignée. 1

Effets de la Saignée. 6

Saignée du Bras. 8

Saignée du Pied. 21

Saignée à la Jugulaire. ib.

Les sangsues. 22

Les ventouses. 27

CHAPITRE II.

MALADIES DE LA TÊTE.

Céphalalgie ou mal de tête. 28

Epistaxis ou saignement de nez. 30

Phrénésie. 31

Folie, Manie, Mélancolie. 34

Apoplexie. 36

Hydrocéphale interne. 47

Epilepsie. 63

Ophthalmie. 67

Inflammation de l'Oreille. 69

Inflammation de la Langue. 70

CHAPITRE III.

MALADIES DE LA POITRINE.

ANGINES. 72

Angine tonsillaire. 74

Angine trachéale ou Croup. 77

Angine laryngée. Page 85
Angine œsophagienne. 86
Inflammation de Poitrine. 88
Catarrhe. 114
Asthme. 119
Coqueluche. 120
Hémoptysie. 121
Phthisie. 123
Palpitation. 127
Inflammation du cœur. 133

CHAPITRE IV.

Maladies du ventre.

Colique inflammatoire. 142
Hernies étranglées. 175
Fièvre puerpérale. 176
Inflammation des autres viscères du Bas-ventre. 191
Dyssenterie. 201
Melœna ou *Maladies noires.* 204
Hémorroïdes. 207
Hoquet. 209
Obstructions. 211
Menstruation. 214
Menorragie. 217
Grossesse. 218

CHAPITRE V.

Maladies générales.

Fièvres.

Fièvres intermittentes. 224
Fièvres continues. 228
Hydropisie. 253
Rhumatisme. 261
Goutte. 267

Maladies éruptives. Page 268
Erysipèle. 280

CHAPITRE VI.

AFFECTIONS EXTERNES.

Fluxions. 284
Engorgemens glanduleux. 286
Tumeurs des Articulations. 290
Chutes ou Contusions. 292

CHAPITRE VII.

SAIGNÉES DE PRÉCAUTION. 293

Fin de la Table des Matières.

www.ingramcontent.com/pod-product-compliance
Lightning Source LLC
LaVergne TN
LVHW010434160826
845677LV00001BA/218
* 9 7 8 2 3 2 9 6 1 7 8 3 1 *